Sylvia Schneider

Heilgeheimnisse aus dem Regenwald

Mosaik

Inhalt

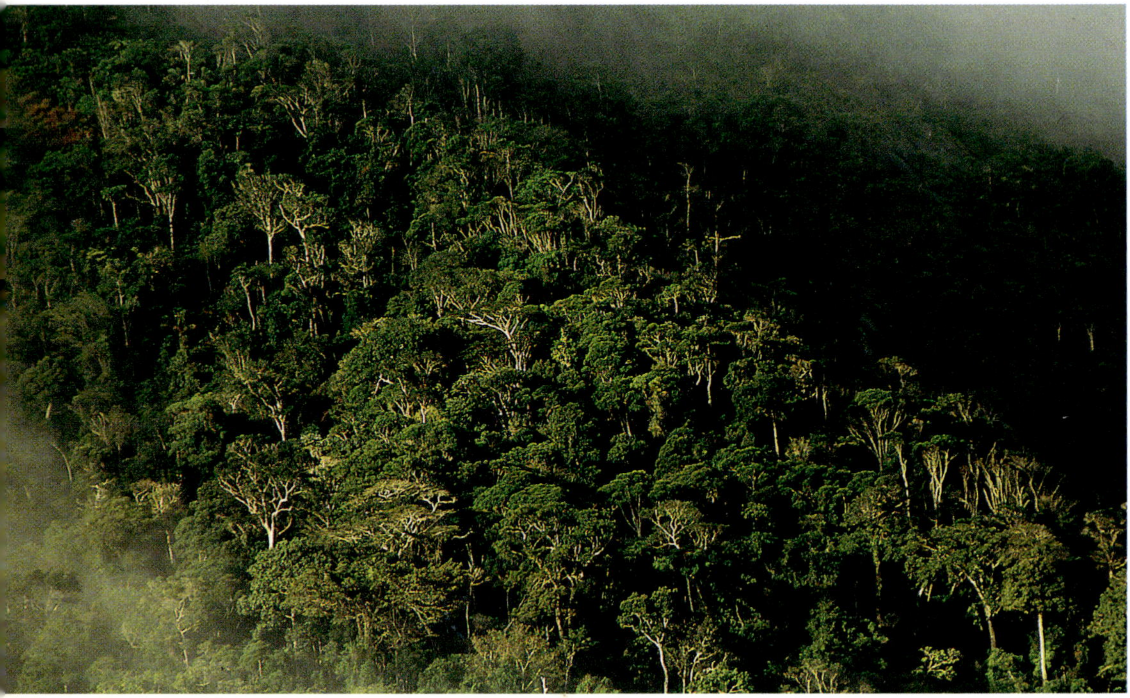

Inhalt

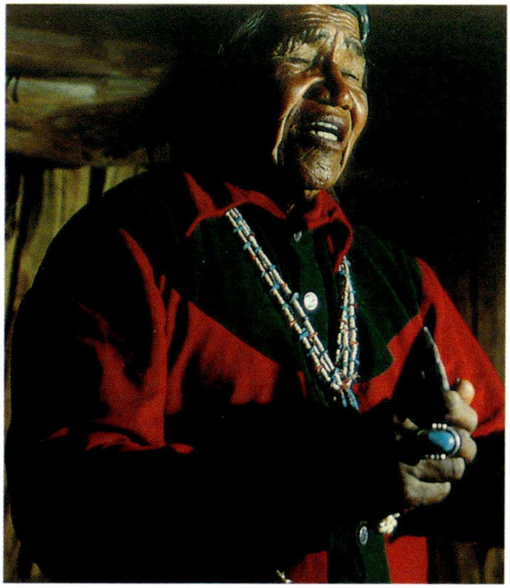

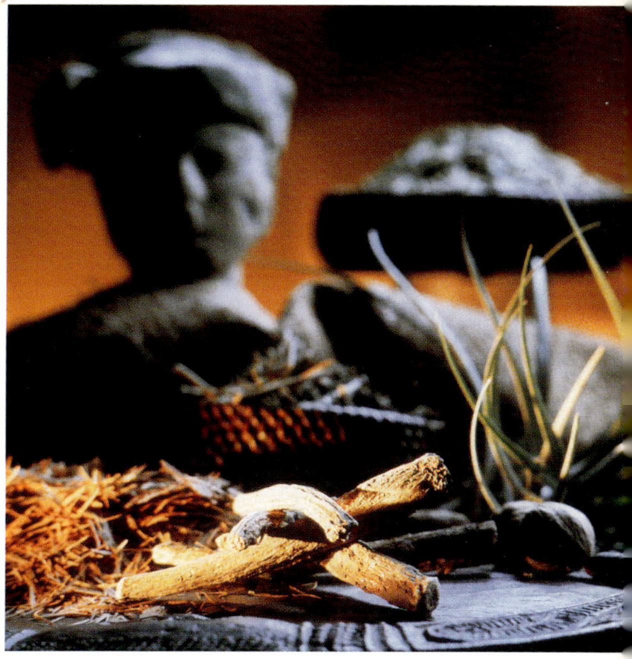

Kapitel 1

Die Kraft der Harmonie

Die Welt des Regenwaldes ist geheimnisvoll und voller Abenteuer. Regenwälder finden wir in Asien, Afrika und Amerika. Am bekanntesten ist bei uns der Amazonasdschungel, der sich etwa über eine Fläche der Vereinigten Staaten erstreckt und acht südamerikanische Staaten umfaßt.

Der immergrüne Regenwald liefert Nahrung, Arzneien, Unterschlupf, Schutz und die Gesellschaft von Pflanzen und Tieren

Der immergrüne Regenwald ist für uns ein ganz besonders faszinierender Ort, mit ihm verbinden wir viele Assoziationen: Papageien mit leuchtfarbenem Gefieder, feuchte Hitze, lauernde Gefahren, große Geheimnisse. Den Menschen, die dort leben, liefert er alles, was sie brauchen: Nahrung und Medikamente, Unterschlupf und Lebensgrundlage, Schutz und Gesellschaft von Pflanzen und Tieren. Jeder Regenwaldbewohner kennt geeignete Mittel gegen leichtere Verletzungen und Krankheiten, die aus der Natur stammen. Denn dieses Wissen wird von frühesten Kindesbeinen an geteilt.

Im Amazonas-Regenwald leben mehr Tiere und Pflanzen, als wir überhaupt kennen. Der Botaniker Mark J. Plotkin schätzt, daß jede vierte Pflanze der Erde in dieser Region wächst: Etwa 60.000 der 250.000 weltweit bekannten Pflanzen sollen hier zu Hause sein – und das obwohl ein großer Teil der Pflanzenwelt Amazoniens noch immer unentdeckt ist.

Leider nehmen bis heute viele Menschen die Kultur und Heilkunst der Regenwaldbewohner nicht ernst. Dennoch sind uns viele ihrer Heilmittel schon lange bekannt, ohne daß uns dies bewußt wird. Einen großen Teil der bei uns gebräuchlichen, hilfreichen – ja unverzichtbaren – Medikamente verdanken wir den eingeborenen Heilkundigen aus Übersee.

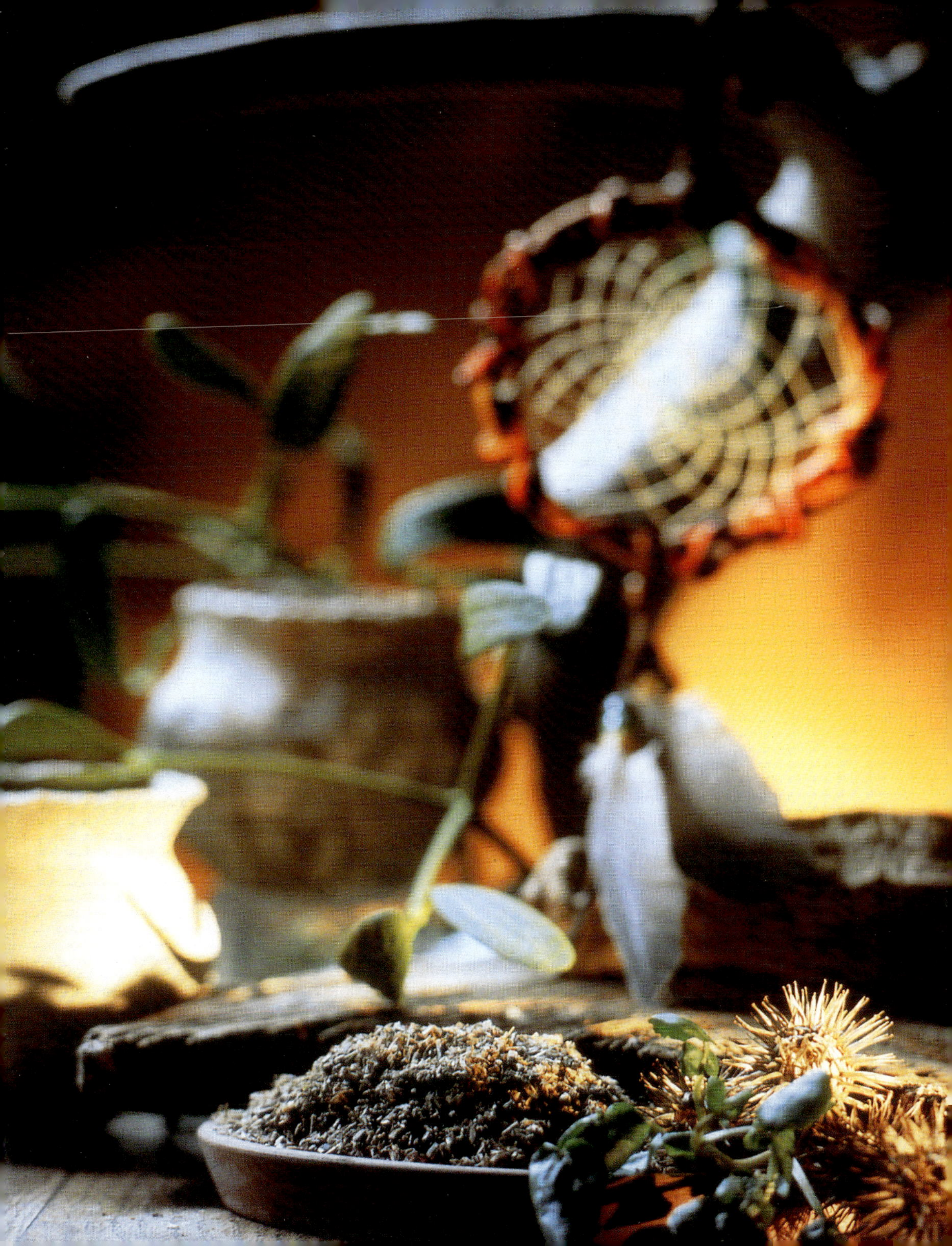

Die Heilkunst der alten Hochkulturen

Alles begann mit der Entdeckung »Indiens«: Während man sich hierzulande noch im Mittelpunkt der Welt wähnte, blühten dort bereits mehrere hochentwickelte Kulturen, die der unseren in vielen Punkten weit überlegen waren. Für uns entstand die Neue Welt erst, als Kolumbus auf der Suche nach Indien Amerika entdeckte. Er glaubte, in Indien an Land gegangen zu sein – folglich waren die Eingeborenen für ihn Indianer.

Als Kolumbus in Amerika an Land ging, gab es schon ein hochentwickeltes Gesundheitswesen, Apotheken, Heilsäfte, Salben und Pflaster

Zu dieser Zeit gab es große Stadtstaaten mit einer ausgeklügelten Infrastruktur, zu denen auch hochqualifizierte Krankenhäuser gehörten. Der größte war Mexiko-Tenochtitlán, das Zentrum der aztekischen Kultur. Der Herrscher der Azteken, Moctezuma I. (1502–1520), verfügte über einen botanischen Garten, in dem sich Scharen von Gärtner um etwa 4000 Pflanzen kümmerten, die größtenteils auch als Heilpflanzen eingesetzt wurden. Es gab Apotheken, in denen fertige Heilsäfte, Salben und Pflaster verkauft wurden.

Die Azteken teilten ihr medizinisches Wissen mit vielen anderen Stämmen und Völkern des mittleren Amerika. Man nimmt an, daß die Medizin der alten Maya und die der Azteken sich in vielen Bereichen ähnelten. Leider zerstörten die Entdecker der Neuen Welt viele Kulturen, noch bevor wir sie richtig kennenlernen konnten. Von den alten Maya ist nur weniges erhalten, von anderen Stämmen wissen wir gar nichts. Doch die erstaunliche Wirksamkeit der Kräuter, auf die sie stießen, nötigte den Eroberern, die auch von Ärzten begleitet wurden, oftmals großen Respekt ab und entlockte ihnen geradezu enthusiastische Äußerungen.

Heilkundige galten als Grenzgänger zwischen Himmel und Erde, da sie Mutter Natur viele Geheimnisse zu entlocken wußten

Das Wissen der Inkas

In der Andenregion blühte der mächtige Staat der Inka. Sammler, Händler und Jäger durchstreiften Wüstengebiete und Regenwälder, waren Grenzgänger zwischen den Stämmen, Familien und Völkern, zwischen Himmel und Erde. Sie hatten einen guten Draht zur Mutter Natur und wußten ihr viele Geheimnisse und Überlebensregeln zu entlocken. Auch gab es Ärzte und Apotheker. Letztere betrieben einen schwunghaften Handel mit Heilkräutern, die aus dem Amazonasbecken und den Regenwäldern kamen. Diese teils heute noch intakten Kräuterhandelswege sorgten dafür, daß die indianischen Völker trotz ihrer ansonsten großen kulturellen Unterschiede über ganz ähnliche medizinische Kenntnisse und Behandlungsweisen verfügten.

Die Eroberer lernen heilen

Von der aztekischen Medizin waren die Spanier zutiefst beeindruckt. Sie brachten viele der dort verwendeten Kräuter mit nach Hause. Deren enorme Wirksamkeit sprach sich rasch herum. Der spanische König Philipp II. schickte schließlich seinen Leibarzt zum Studium nach Südamerika. In mehrjähriger Arbeit trug dieser Wissen über 1200 Heilpflanzen zusammen. Zurück in der Heimat, verfaßte er aus dem gesammelten Material ein umfangreiches Lehrwerk. Dieser Import war mit Sicherheit wichtiger als der weltlicher Güter.

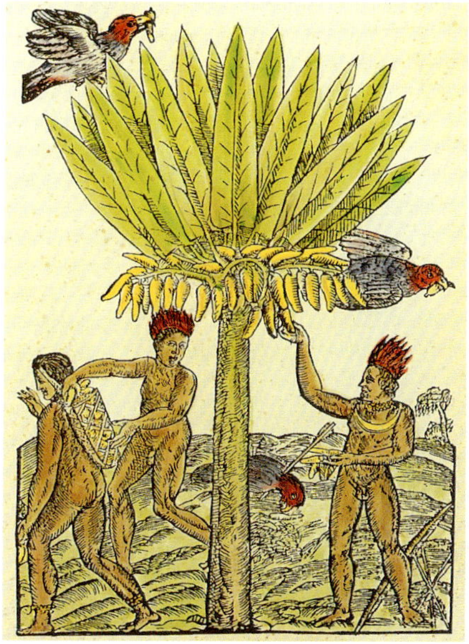

Rasch breitete sich auch auf dem europäischen Kontinent die Kunde von der Heilsamkeit der indianischen Kräuter aus. In dem ersten gedruckten und offiziellen staatlichen Arzneimittelbuch der Welt, der Pharmakopöe des Valerius Cordus (Nürnberg, 1589), werden eine ganze Reihe von indianischen Heilpflanzen aufgeführt, die eine Apotheke führen sollte. Zu Anfang des 19. Jahrhunderts zählten Pfeilwurz, Chili, Jalapenwurzeln, Maisgriffel, Kaneelrinde, Perubalsam, Sarsaparille oder Sassafrasrinde auch bei uns zu den gängigen Hausmitteln.
Die chemische und pharmakologische Erforschung der indianischen Arzneipflanzen erlebte bald einen rasanten Aufschwung. Ihr verdanken wir heute viele wichtige Medikamente. Bis heute finden sie Einsatz in der Lokalanästhesie, der Behandlung von psychischen Krankheiten, von Schmerzen oder Herzleiden.

Heilkräuter für die Homöopathie

Auch die Homöopathie verdankt ihren Ursprung einem indianischen Heilkraut: Bei seinen Experimenten mit dem Tee der Chinabaumrinde entdeckte Samuel Hahnemann, daß Ähnliches mit Ähnlichem geheilt werden könne.
Ein großer Teil der heute in der Homöopathie verwendeten Heilkräuter ist indianischen Ursprungs. Auch fast alle hier besprochenen Heilpflanzen finden sich in homöopathischen Tinkturen wieder. Es stellte sich aber vor allem heraus, daß die Indianer und ihre Heilkundigen mit einem großen Wissen und sicherem Gespür jahrhundertelang eine ausgeklügelte Heilkunde betrieben hatten. Während sich die Europäer noch über das ganzheitliche Naturverständnis der Urvölker amüsierten, waren ihnen die Indianer in Wirklichkeit um Lichtwelten voraus.

Ein unermeßlicher Schatz

Kern der Regenwaldmedizin ist die Harmonie zwischen Göttern und Menschen

Die Erhaltung von Harmonie zwischen Göttern und Menschen ist der zentrale Kern der Regenwaldmedizin. Der häusliche Gebrauch von Heilkräutern steht bei den indianischen Völkern am Beginn jeder Behandlung. Erst wenn sie das nicht weiterbringt, wird ein Heilkundiger, sei es ein Arzt, ein Apotheker, ein Medizinmann, ein Pflanzenkundiger, ein Zauberer, ein Schamane oder eine Hebamme, aufgesucht. Zu den gebräuchlichsten Hausmitteln zählen auch heute noch Chilipfeffer, Kokablätter, Guaraná, Kakao, Kartoffeln, Kürbiskerne, Mais, Mate, Mormonentee, Papaya, Pfeilwurz, Piment, Sonnenblumenkerne, Tomaten und Vanille. Durch die Eroberung Amerikas schlossen die Indianer aber auch Bekanntschaft mit etlichen europäischen Heilpflanzen, die sie in ihr Repertoire integrierten: Löwenzahn, Wegwarte, Ackerwinde, Senf, Koriander, Wermut, Salbei, Fenchel, Johanniskraut, Pfefferminze, Malve, Raute oder Sauerampfer. Der bekannte Ethnopharmakologe Dr. Christian Rätsch glaubt, die Raute – das Frauenkraut – habe sich mittlerweile zur »indianischsten«, spirituellsten und ganzheitlichsten Pflanze überhaupt gemausert. Auch die im nächsten Kapitel beschriebenen indianischen Kräuter, Pflanzen und Früch-

te sind fast alle bei uns in der Apotheke erhältlich. Die meisten sind sogar »offizinell«, das bedeutet, sie sind als medizinisches Heilkraut anerkannt und werden entsprechend kontrolliert.
Der Botaniker Mark J. Plotkin rechnet vor, daß allein in den USA heute etwa ein Viertel aller rezeptpflichtigen Arzneien pflanzliche Wirkstoffe enthalten, von denen die meisten aus tropischen Heilpflanzen gewonnen werden. Über sechs Milliarden Dollar geben die US-Bürger für Arzneien aus, die aus den Pfründen des Regenwaldes kommen. In irgendeiner Weise stammen sie alle ursprünglich aus der Apotheke der Indianer.
Verantwortlich für diese Vielfalt ist das feuchtwarme Klima des Regenwaldes. Es gleicht mit seinen regelmäßigen Regenfällen und der hohen Luftfeuchtigkeit einem Gewächshaus, in dem es keinen Winter gibt. Überdies ist der Regenwald schon Millionen von Jahre alt und hat einen Lebensraum geschaffen, in dem sich ständig neue Arten entwickeln konnten.

Der Regenwald – ein Gewächshaus mit feuchtem Klima, aber ohne Winter – bietet einen Lebensraum für immer neue Arten

Das indianische Gesundheitswesen

Wie wir unterscheiden die Indianer des Regenwaldes zwischen Alltagswehwehchen und schweren Erkrankungen. Bei den leichteren Erkrankungen wie Halsweh, kleineren Verletzungen, Schnupfen, Durchfall, Magen- oder Kopfweh vertrauen sie auf ihre Selbstheilungskräfte. Sind die Beschwerden etwas schwerer, dann wird zu Hausmitteln aus der Kräuterapotheke gegriffen. Meist finden sich diese Heilpflanzen direkt vor der Haustür oder auch schon in der Küche – etwa Chilischoten, Pimentkörner, Kakao, Kaffee, Tee, Avocado, Ananas, Mais, Tabak, Erdnüsse, Zimt, Galgant, Gewürznelken, Muskat, Ingwer, Vanille oder Papaya – viele Dinge also, die auch bei uns zum täglichen Leben gehören.

Rituale für die neuen Heiler

Traditionell sollte jeder junge Indianer Grundkenntnisse des Heilens erwerben. Dafür wurden Zeremonien und Rituale veranstaltet. So gab es vielerorts zunächst Feiern mit ekstatischen Tänzen

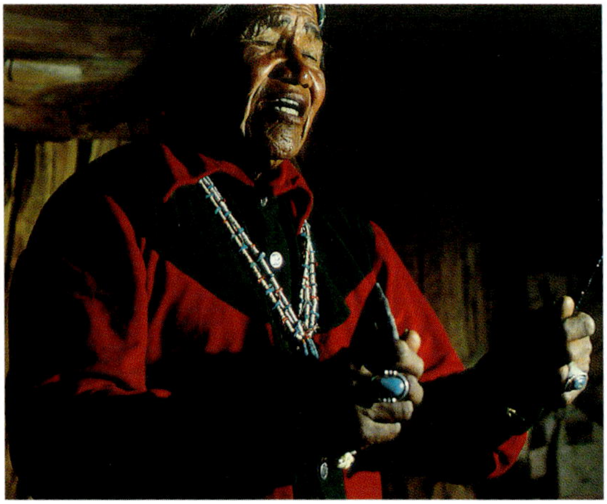

Schamanen treffen ihre Diagnosen im Trancezustand, wenn sie den Göttern am nächsten sind

und initiierenden Ritualen. Anschließend wurden die jungen Männer häufig tagelang ohne Essen und Trinken der Natur ausgesetzt. Dadurch gerieten sie in einen Trancezustand, und sie erfuhren über die sich einstellenden Visionen die Grundlagen ihres eigenen Lebens. Solche Visionen wurden und werden in allen indianischen Stämmen sehr ernst genommen. Für Mädchen und Frauen waren diese Rituale in den meisten Stämmen und Familien nicht vorgesehen, dennoch gab es immer wieder große Medizinfrauen, die vermutlich mit besonders großen natürlichen Gaben und Fähigkeiten ausgestattet waren.

Die Hierarchie der Heiler

Wie bei den Indianerstämmen üblich, gelten auch bei den Regenwaldbewohnern die Schamanen als berufen. Unter ihnen stehen die Zauberer, Wahrsager und Fetischpriester. Dann gibt es noch Kräuterspezialisten, die über ein reiches Wissen hinsichtlich der Heilungsmöglichkeiten durch einzelne Pflanzen verfügen. Für alle medizinischen Belange der Frauen, was Schwangerschaft, Geburt, Menstruation und Schwangerschaftsverhütung angeht, stehen die Hebammen zur Verfügung. Sie behandeln mit pflanzlichen, rituellen und magischen Mitteln, stehen aber auch mit Rat und Tat zur Seite.

Schließlich helfen noch die eigens ausgebildeten Medizinmänner. Ihre medizinischen Kenntnisse gehen weit über das Allgemeinwissen hinaus. Viele von ihnen sind in einer Art Medizingesellschaft zusammengeschlossen. Sie werden unterstützt von besonders pflanzenkundigen Männern. Über gemeinsame Rituale und Tänze soll der Kranke Heil, Heilung und auch sozialen Rückhalt finden. Dabei stehen sie stets in Kontakt mit übergeordneten Wesen und Gottheiten.

Der Ruf zum Schamanen

Über allen Medizinmännern stehen die Schamanen. Während die Medizinmänner früher nach eigenem Entschluß eine Art Handwerksausbildung bekamen, sind die Schamanen durch besondere Lebensereignisse oder -umstände »berufen«. Natürlich müssen sie auch über das Wissen der Medizinmänner verfügen. Doch sie können weit mehr: Sie sind »spiritueller« bei ihrer Behandlung, ekstatischer und visionärer. Zeremonien, Kulte, Traditionen und Stammesgeheimnisse sind traditionell ihr alleiniges Metier. Häufig heilen sie im Trancezustand und damit im wahrsten Sinne des Wortes mit ihrem Geist. Ein Schamane unterscheidet sich also deutlich von seinen Mitmenschen, damit er ihnen im Notfall auch ernsthaft eine Stütze sein kann. Seine eigene Verinnerlichung ist die Voraussetzung dafür, daß er seinen Stammesbrüdern mit Kräften aus einer anderen Welt helfen kann. Durch ihn können sie die innere Harmonie wieder finden und damit heil werden.

Das Heil und die göttliche Ordnung

Die indianische Medizin sieht den Kosmos als ein einziges großes Haus an, in dem alles seinen Sinn hat und durch ein feinausgewogenes System alles miteinander harmoniert. Dem Ganzen wohnt eine göttliche Kraft inne, jedes einzelne Lebenswesen, jedes Ding ist davon beseelt: Menschen, Tiere, Pflanzen, Sterne, Wasser, Wellen, Sand und Wolken. Gerät diese göttliche Ordnung aus dem Takt, wird der Mensch krank, es drohen Unwetter, Mißernten und Hungersnöte. Die indianischen Heilweisen haben allesamt das Ziel, diese göttliche Ordnung wiederherzustellen. Ihre Prinzipien sind wesentlich umfassender, als wir es uns früher vorgestellt haben: Sie bauen auf einer Lebensphilosophie auf, die von einer tiefen Achtung gegenüber der Schöpfung geprägt war. Indianer – ganz gleich aus welcher Ecke Amerikas sie stammen – fühlen sich als Teil von Natur und Kosmos, eingebettet in ein dynamisches, harmonisches Ganzes, das Menschen, Tiere, Pflanzen, die Mutter Erde und der Vater Sonne bilden.

Dem Kosmos wohnt eine göttliche Kraft inne. Jedes Lebewesen, jedes Ding hat seinen eigenen Platz in dieser Ordnung

Gesundheit ist die Harmonie zwischen innen und außen, zwischen Mensch und Kosmos. Krankheit entsteht durch Störungen im persönlichen oder universellen Gleichgewicht

Nur wer in Harmonie mit sich selbst und seiner Umwelt lebt, kann seine Gesundheit bewahren, glauben die Indianer. Denn Krankheiten – körperliche wie seelische – verstehen sie als Ausdruck für Störungen im persönlichen oder universellen Gleichgewicht. Wenn sich Körper, Geist und Seele nicht im Lot befinden oder unsere Umwelt nicht mehr intakt ist, wird man krank. Ähnlich wie in der chinesischen Lehre vom Yin und Yang sehen die Indianer in allen Erscheinungen einander ergänzende Gegenstücke, die sich im Normalfall im Gleichgewicht befinden. Zum Männlichen gehört das Weibliche. Zu Mutter Erde gehört Vater Sonne – eine Erkenntnis, der sich auch die moderne Wissenschaft nicht mehr verschließen kann. Denn ohne die Sonne gäbe es beispielsweise kein Leben auf der Erde.

500 Jahre Unterdrückung und kein Ende?
Die Indianer haben für die »Eroberung Amerikas« durch den weißen Mann einen hohen Preis gezahlt: Er verlangte nicht selten von ihnen, daß sie ihren heimatlichen Boden, ihre Gebräuche, ihre Religion, ihre Lebensgrundsätze, ihr Pflanzenwissen und ihre Medizin aufgaben, damit sich die Weißen ungehindert ausbreiten konnten. Viele Stämme sind aus diesen Gründen ausgestorben. Auch die Regenwälder sind bekanntlich bedroht. Experten schätzen, daß pro Minute etwa 40 Hektar Urwald vernichtet werden und bis zum Jahr 2000 weltweit ungefähr zehn Prozent der Pflanzenarten ausgestorben sind. Doch das rasche Geld winkt. Infolgedessen besteht hier weder ein wahres Interesse an den Heilpflanzen noch an den Menschen oder dem Schicksal des Regenwaldes.

Die Selbstheilungskräfte stärken

Ist die Harmonie gestört, wird der Mensch krank. Indianische Heilungszeremonien zielen deshalb vor allem auf die Wiederherstellung dieser Harmonie ab. Die Heilkräuter stellen dabei eine wir-

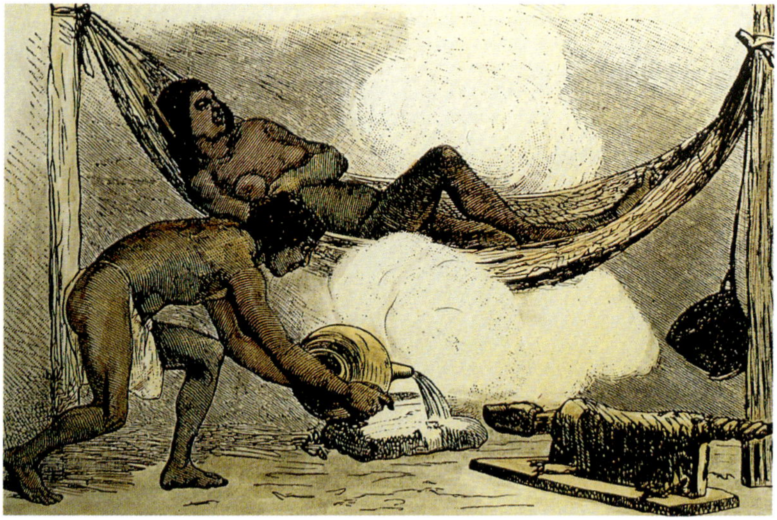

Eine der frühesten Darstellungen eines Schwitzhüttenrituals

kungsvolle Begleitung dar. Alle Pflanzen, die heilen können, gelten als Geschenke der Götter und werden entsprechend verehrt. Manche von ihnen gelten als Pflanzenlehrer, denen besondere Ehrfucht gezollt wird. Neben der Behandlung mit Heilpflanzen, viel Ruhe und Kuren in Schwitzhütten spielen rituelle Zeremonien, Tänze, Gesänge und Gebete eine ganz wesentliche Rolle. Sie sollen die Götter besänftigen und milde stimmen, dem Kranken aber auch eine spirituelle Heilung ermöglichen.

Die Diagnose des Schamanen

Der Schamane ist aber auch eine Art Psychologe: Er befragt den Erkrankten über Träume und Erscheinungen, deutet seine Träume, er versucht, Vorzeichen zu erkennen und zu interpretieren.
Besonders beliebt ist die Befragung von sogenannten Meisterpflanzen. Sie können etwas über die Ursache und die richtige Behandlung von Krankheiten sagen.
Die Deutung der Krankheitsursachen ist bei den meisten Stämmen ähnlich. So können beispielsweise böse Winde Krankheiten verursachen, sie blasen gefährliche Geister in den Menschen, die

aus ihm wieder vertrieben werden müssen. Dämonen und erzürnte Gottheiten bringen Krankheit als Strafe. Auch geschändete Pflanzen können sich mit Krankheiten am Menschen rächen. Naturphänomene bringen unter Umständen ebenfalls die Harmonie der Menschen durcheinander. Kleinere Kinder werden häufiger vom bösen Blick schlechter Menschen verdorben.

Die Kraft der Magie

Für die Bewohner des Regenwalds existiert nicht nur die sichtbare Welt, sondern noch eine unsichtbare, die »wahre Wirklichkeit«, »Wirklichkeit der Seelen« oder »unsichtbare Welt« genannt wird. Sie liegt im Menschen selbst und ist der Urgrund allen Seins. Diese Welt ist ein Ort der Träume und befindet sich jenseits des Ortes, an dem Göttinnen und Götter leben, an deren Lebensatem alle Wesen des Waldes Anteil haben. Um den Zugang zu dieser inneren Welt zu erleichtern, um das Bewußtsein zu erweitern, werden vor allem auch Pflanzen mit psychoaktiver Wirkung eingesetzt. Viele Regenwaldstämme unterstützen die Heilung von Kranken auch mit Zaubersprüchen, magischen Gesängen und Gebeten.

Wir weigern uns normalerweise, an die Magie solcher Zeremonien zu glauben. Die Urweinwohner wissen schlicht, daß sie helfen, denn sie haben ja eine Menge positiver Erfahrung damit gemacht. Dinge, die nicht erfolgreich sind, schleifen sich schnell ab und verschwinden irgendwann still und leise. Die Annahme, daß das alles nicht Einbildung sein kann, wird von neuesten Forschungserkenntnissen der Psychoneuroimmunologie unterstützt: Die Krankheitsabwehr des Menschen kann durch Selbstsuggestion nachweislich gestärkt werden. Ohne die Bereitschaft, die Umstände zu erkennen und zu verändern, die die Krankheit hervorgerufen haben, können wir Krankheiten nicht wirklich wirksam bekämpfen.

Das Effektivitätsprinzip funktioniert auch bei der Regenwaldmedizin: Was auf Dauer nicht wirkt, verschwindet irgendwann wieder

Wem gehören die Heilgeheimnisse der Indianer?

Westliche Forscher zeigten anfangs wenig Respekt vor dem geistigen Eigentum und den Heilgeheimnissen der Ureinwohner

Sowohl der Begriff Schamane als auch der des Geistheilers wird heute von europäischen Trittbrettfahrern häufig falsch benutzt. Schamanen werden von Zivilisationsgeschädigten für die persönliche Sinnsuche mißbraucht.

Auch das psychedelische Getränk Ayahuasca, das bei vielen Regenwaldstämmen gebräuchlich ist, wurde von westlichen Wissenschaftlern vereinnahmt. Früher war die Zubereitung eines der bestgehütetsten Geheimnisse der indianischen Schamanen. Einige Forscher jedoch analysierten die Zusammensetzung und meldeten sie in den USA zum Patent an. Dies hat für die Indianer schlimme Folgen: Wird das Patent gesichert und ein Warenzeichen eingetragen, dürften die Indianer im Grunde ihr eigenes Getränk nicht mehr brauen, ohne eine Lizenzgebühr an den herstellenden Konzern zu zahlen. Dies hat den Protest von rund

Die US-Wissenschaftler Rosita Arvigo und Michael Balick erkannten auf ihren Reisen: »Ein Ethnobotaniker muß sich den traditionellen Heilern oder Buschmeistern mit der größtmöglichen Sensibilität nähern. Er muß vor allem ihr kulturelles Erbe und die Grenzen respektieren, die ihnen durch Alter, Gesundheit und Zeit gesetzt werden. Es kommt nur allzu häufig vor, daß Forscher unangemeldet im Haus oder in der Klinik eines Heilers eintreffen. Beladen mit Maschinen, Batterien, Leuchten, Sammelausrüstung, Kameras und gespitzten Bleistiften schlagen sie von vornherein die Tür zu, die sie eigentlich öffnen wollten ...

Fragen in Zusammenhang mit den geistigen Eigentumsrechten und der Vergütung müssen zur Kenntnis genommen und erörtert werden. Es ist wichtig klarzustellen, wie eine gerechte Anerkennung für den Beitrag des Heilers gewährleistet werden kann.«

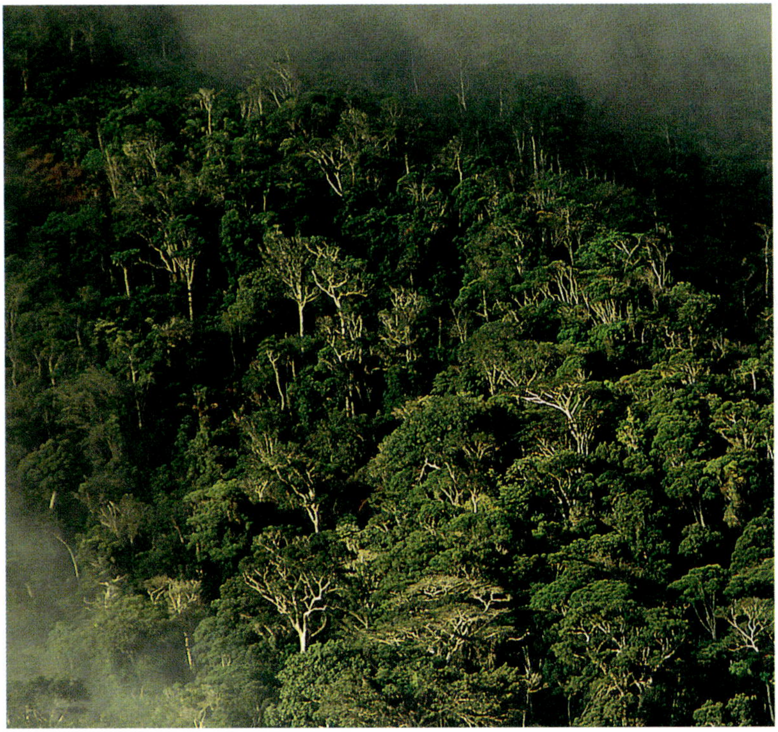

Die »grüne Hölle« ist für die Pharmafirmen heute eine Goldgrube

400 Stämmen hervorgerufen. Wenn ihr Heilwissen für westliche Arzneien verwendet wird, erhalten sie meist keine Entschädigung. Nur wenige Menschen, die sich mit den Heilweisen der Indianer beschäftigen, fühlen die Verpflichtung, dem medizinischen Wissen, das über Tausende von Jahren gewachsen ist, den nötigen Respekt entgegenzubringen. Die Pharmaindustrie tat sich durch unsensible Ein- und Übergriffe auf diese hervor.

Ansätze, die Mut machen

Dennoch gibt es auch Forschergruppen, die sich sehr für die angestammten Rechte der Ureinwohner einsetzen: Sie regen die Gründung von Interessengruppen an. Inzwischen haben auch Pharmafirmen ihr Interesse an der Urwaldmedizin bekundet, wohl oder übel akzeptieren sie, daß ein gewisser Prozentsatz ihrer Erlöse an die Eingeborenen zurückfließt, denen die Pflanzen und ihre Heilwirkungen ja gewissermaßen gehören. Auf der anderen Seite sind auch die Heilkundigen und Schamanen oft froh, wenn ihnen geholfen wird, ihr geistiges Wissen und Eigentum schriftlich festzuhalten. Denn durch den Einfluß der modernen Zivilisation gibt es auch bei den Ureinwohnern Nachwuchsprobleme – nur noch wenige junge Menschen wollen die lange und entbehrungsreiche Ausbildung zum Heilkundigen auf sich nehmen. Unser Respekt vor Medizin und Heilwissen verhilft auch den jungen Generationen der Ureinwohner wieder dazu, mit der angemessenen Ehrfurcht ihren eigenen Traditionen gegenüberzutreten. Wenn wir uns nicht beherzt für den Schutz der Regenwaldmedizin einsetzen, geht sie für uns alle unwiderbringlich verloren.

Auch die Regenwaldmediziner leiden unter Nachwuchsmangel. Nur wenige junge Leute haben Lust, die entbehrungsreiche Ausbildung auf sich zu nehmen

Kapitel 2

Die wichtigsten indianischen Heilpflanzen

Die heilenden Kräfte der Pflanzen spielen in der indianischen Medizin eine besondere Rolle. Die Indianer sind davon überzeugt, daß sie dem Menschen grundsätzlich wohlgewogen sind und daß sie mit denen, die sie zu verstehen wissen, sprechen. Den Pflanzen wohnt göttliche Kraft inne, und darum geht es auch bei den zahlreichen Ritualen, die mit Pflanzen gemacht werden. Das indianische Wissen um magische Kräfte beruht auf einer genauen Beobachtung und Überlieferung über die Generationen hinweg, auf Intuition und einer besonderen Nähe zur Natur. Als erstaunlich wird es von der westlichen Medizin immer wieder empfunden, daß viele der alten Heilrezepturen eine derartige Wirkung entfalten – obwohl sie doch weder nach »wissenschaftlichen Maßstäben« entwickelt noch überprüft wurden. Die pharmakologische Forschung konnte in den vergangenen Jahren etliche der positiven Auswirkungen indianischer Medizin durch Studien belegen. Manch eine Pflanze aus der Schatztruhe des Regenwaldes wurde – wie bereits erwähnt – zur Grundlage wichtiger Medikamente unserer Schulmedizin.

Pflanzen sind die wichtigsten Heilmittel. Ihre erstaunlichen Wirkungen verblüffen auch unsere Wissenschaft immer wieder

Heilende Tees, Sude und Räucherwaren

Bei den meisten indianischen Stämmen werden aus den Heilkräutern vor allem Tees zubereitet. Auch Kräutersude (Dekokte) werden zur Linderung und Heilung eingesetzt. Pflanzenpflaster sind bekannt, Salben sind dafür aber wenig verbreitet. Bei vielen Pflanzen finden alle Teile Verwendung: Einmal wird aus den Stengeln ein Tee bereitet, ein anderes Mal aus den Blättern ein Brei, oder man verwendet die grünen Pflanzenteile für Räucherwerk. Das

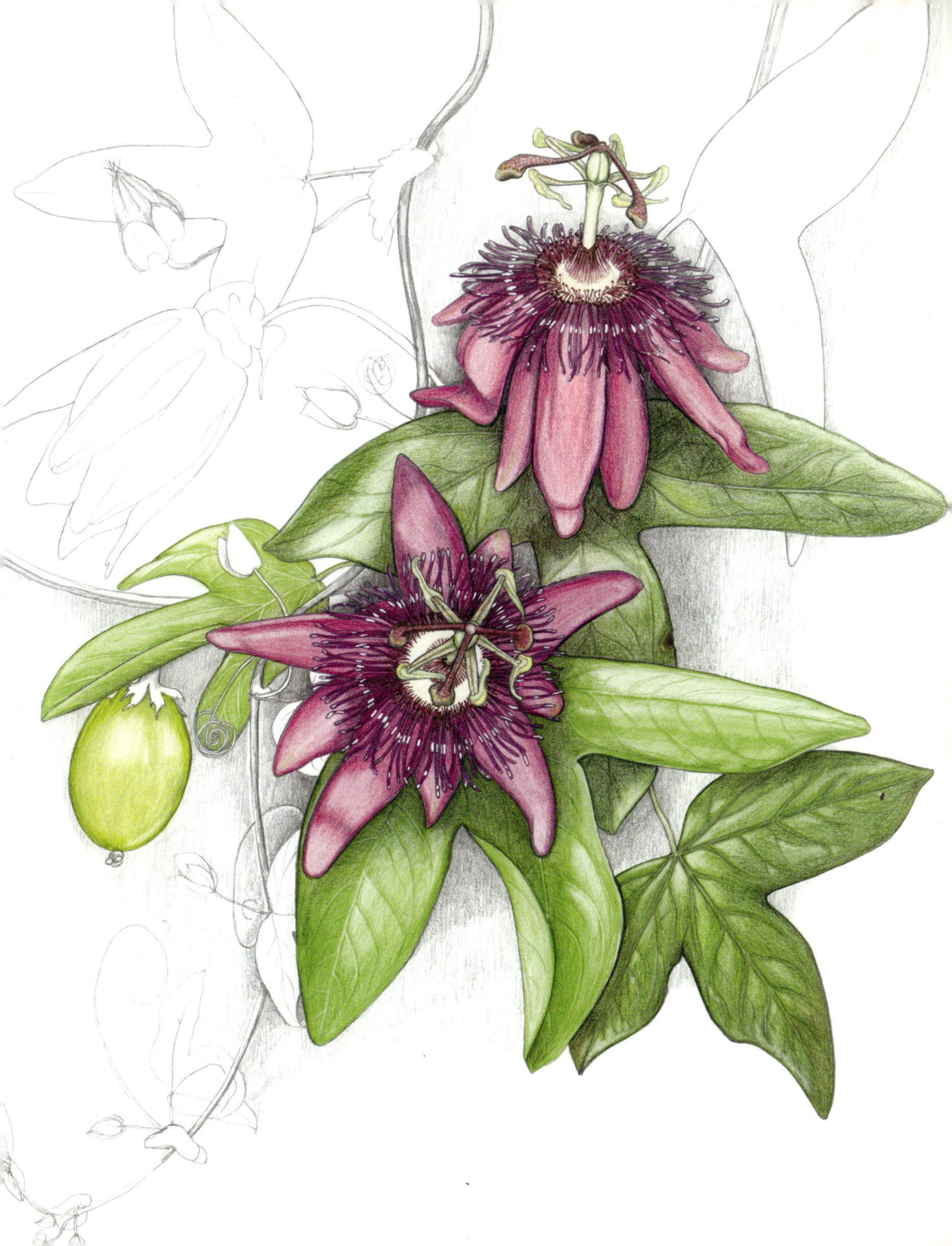

Ernten der Kräuter unterliegt ebenfalls gewissen Ritualen: Manche werden beispielsweise nur zu bestimmten Tages- und Nachtzeiten oder bei bestimmten Mondphasen geerntet. Gewöhnlich wird das möglichst frische Kraut mit kaltem Wasser aufgesetzt und zum Kochen gebracht. Dann läßt man es ziehen. Kalte Auszüge sind so gut wie nicht gebräuchlich, wahrscheinlich weil ungekochtes Wasser nicht sterilisiert ist und verkeimen kann.
Für viele Eingeborene ist das Rauchen von Heilkräutern eine wichtige gesundheitliche Maßnahme. Der Pfeifenkopf wird dazu mit heilenden oder berauschenden Pflanzenteilen gestopft. Vor allem dient das Rauchen zumeist der Schmerzbetäubung. Durch den Rausch soll aber auch eine heilende Bewußtseinserweiterung geschaffen werden.
Besonders in Südamerika ist das Kauen von Heilpflanzen gebräuchlich. Klistieren kam ebenfalls eine große Bedeutung zu, da die Indianer – wie griechische, römische und arabische Heilkundige – der Ansicht waren, daß dem Darm und der Verdauung eine besondere Bedeutung für die gesamte Gesundheit zukommt. Dieses ist eine Erkenntnis, die auch die moderne Medizin inzwischen gewonnen hat.

Die Schatztruhe des Regenwalds

Die hier vorgestellten Kräuter, Pflanzen und Früchte sind mehr oder weniger bei allen indianischen Völkern bekannt.
Aber auch in der hiesigen Heilkunde haben sich nicht wenige von ihnen einen Stammplatz erobert – auch wenn viele von uns von ihrem Ursprung nichts wissen. Bei der Auswahl wurde darauf geachtet, daß praktisch alle Heilanwendungen auch hier durchgeführt werden können.

Viele der indianischen Heikräuter sind auch bei uns gebräuchlich – allerdings ist uns das kaum bewußt

Die meisten Heilpflanzen kann man in Apotheken, Reformhäusern oder über den Versandhandel beziehen. Manche finden Sie am Obststand oder im Gewürzregal. Spezielle Rezepte im Anschluß an die Beschreibung der einzelnen Pflanzen laden zum Ausprobieren ein. Viele der in diesem Buch erwähnten Heilpflanzen lassen sich auch als Obst, Gemüse, Gewürz oder Kraut in der Küche verwenden. Als tägliche Nahrung eingenommen, dienen sie ganz im Sinne der indianischen Medizin der Vorbeugung von Krankheiten.

Agave *(Agave americana)*

Die Azteken glaubten, daß die stachelige Agavenpflanze aus den Knochen einer jungen Göttin entstanden sei. Sie gewannen aus der Agave einen vitamin- und mineralstoffreichen Saft, den sie bei religiösen Anlässen tranken. Er wurde mit anderen Arzneien gemischt und gegen allerlei Beschwerden eingesetzt. Die Agave ist noch heute bei den Indianern eine der meistgenutzten Heilpflanzen. Wir kennen sie hauptsächlich als Zierpflanze.
Agavensaft aus frischen jungen Blättern eignet sich, äußerlich angewandt, gut bei Haut- und Pilzerkrankungen. Bei innerlicher Einnahme hat er eine stark abführende Wirkung. In der Apotheke gibt es Agavensaft und Agavensalbe zur Hautpflege zu kaufen. Auch die beiden bekannten verdauungsfördernden Schnapssorten, Mescal und Tequila, werden aus Agavenwein destilliert.

Aloe vera *(Aloe vera)*

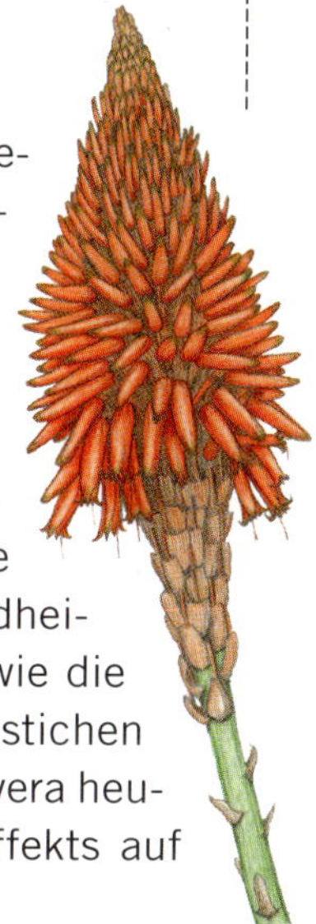

Diese stachelige Pflanze ist inzwischen auch bei uns beheimatet – zumindest im Blumentopf. Auch als Heilpflanze hat sie in den vergangenen Jahren häufig von sich reden gemacht.
Die Aloe vera ist seit alters eine der meistverwendeten indianischen Heilpflanzen. Vor allem der Saft hat sich bei einer Reihe von Beschwerden als äußerst wirkungsvoll erwiesen. Dies fand auch wissenschaftliche Bestätigung. So ist neben einer beschleunigten Wundheilung die antivirale Wirkung gegen Herpes simplex sowie die lindernde Wirkung bei Verbrennungen und Insektenstichen anerkannt. In vielen kosmetischen Präparaten ist Aloe vera heute wegen ihres antiallergischen und beruhigenden Effekts auf die Haut enthalten.

Aloe-vera-Saft zur Hautberuhigung
Einen Aloe-vera-Saft bereitet man so zu: Eines der länglichen Aloe-vera-Blätter wird aufgeritzt und zerstoßen. Der Brei wird mit einem viertel Liter Wasser übergossen, das Ganze 20 Minuten lang eingeweicht und abgeseiht. Bei Bedarf auf die betroffenen Hautstellen tupfen. Aloe-vera-Saft ist nur äußerlich anzuwenden.

Amaranth *(Amaranthus dubius)*

Die Blätter und Samen des Amaranth wurden von den Inkas, Azteken und Mayas als Nahrungsmittel geschätzt. Amaranth gehörte lange Zeit zu den Grundnahrungsmitteln der südamerikanischen Ureinwohner. Die Blätter wurden ähnlich wie Spinat gekocht und vor allem bei Müdigkeit, Verstopfung und allgemein schlechtem Ernährungszustand gegessen. Zur Wundbehandlung wurde die ganze Pflanze in Wasser ausgekocht. Ein Saft wurde bei Blutarmut verabreicht.

Insgesamt verbessert Amaranth die körpereigene Abwehr und sorgte so dafür, daß viele Infektionen an den Ureinwohnern spurlos vorübergingen und ihre Gesundheit ziemlich unverwüstlich schien. Man schrieb der Pflanze eine lebensverlängernde Wirkung und große Heilkräfte zu.

Der Genuß von Amaranth wurde verboten, weil den weißen Eroberern seine Auswirkungen auf die Ureinwohner unheimlich waren

Die Verwendung des wertvollen Getreides erlitt einen Einbruch, als die spanischen Eroberer seine Verwendung verbaten. Amaranth wurde nämlich auch bei nicht-christlichen religiösen Zeremonien verwendet, und das mißfiel ihnen. Sie wollten den vitalen und ihnen unheimlichen Ureinwohnern damit ganz sicher aber auch Lebenskraft und -saft rauben.

Und so spielte Amaranth offiziell fast 500 Jahre keine Rolle mehr, bis es dann quasi wiederentdeckt wurde. Heute weiß man, daß dieses Getreide reicher an Vitaminen, Mineralien und Spurenelementen und sein Eiweiß hochwertiger ist als das unserer einheimischen Getreidearten.

Wissenschaftliche Studien haben mittlerweile ergeben, daß das Korn gegen chronische Müdigkeit und Erschöpfung, gegen Nervosität, Kopfweh, Migräne, Schlafstörungen, Alterungserscheinungen und Magenweh hilft.

X

Muntermacher mit Amaranthsprossen: Viel Power für Leib und Seele

In den Sprossen stecken besonders viele Nähr-, Vital- und Heilstoffe. Die Amaranthkörner werden in Sprossentöpfchen aus dem Reformhaus angesetzt und bis zum Keimstadium gezüchtet. Dieser Salat reicht für vier Personen und schmeckt mit Amaranthbrötchen:

300 g Raukesalat
250 g Kirschtomaten
100 g Champignons
50 g Amaranthsprossen
3–4 EL Olivenöl
1 TL Senf
2 Zwiebeln
1 Bund Schnittlauch
1 Prise Jodsalz
Zucker, Pfeffer nach Geschmack

Rauke waschen, trocknen und in kleine Stücke zupfen. Gewaschene Kirschtomaten halbieren, geputzte Champignons in kleine Blättchen schneiden. Amaranthsprossen abspülen, gut trockenschütteln und mit den Salatzutaten vermischen.
Für die Soße das Olivenöl mit Senf verrühren; wer mag, kann auch etwas Gemüsebrühe unterrühren (dann das Öl aber etwas reduzieren). Kleingehackte Zwiebeln und Schnittlauch hinzugeben und glattrühren, abschmecken und mit dem Salat gut vermischen.

Amaranth, das ebenso wie Buchweizen kein richtiges Getreide ist, wird inzwischen auch in Deutschland angebaut. Es ist vor allem im Reformhaus erhältlich – sogar schon in Form unterschiedlicher Fertigprodukte. Im Staudengarten kennen wir Amaranth als Gartenfuchsschwanz mit seinen prächtigen leuchtendroten Blütenrispen.

Ananas *(Ananas comosus)*

Ananas kommt in allen tropischen Regenwaldgebieten Mittel- und Südamerikas vor. Woher sie genau stammt, ist jedoch unbekannt. Die Ananas ist heute auch bei uns wegen ihres Geschmacks und nicht zuletzt wegen ihrer positiven Auswirkung auf die Gesundheit beliebt. Ihre Enzyme sollen vor allem entzündungshemmend, harntreibend und verdauungsfördernd wirken. Die Ureinwohner verwenden die unreifen Früchte noch heute als ein natürliches Mittel, um unerwünschte Schwangerschaften zu beenden. Schwangere sollten sich daher beim Ananaskonsum zurückhalten.

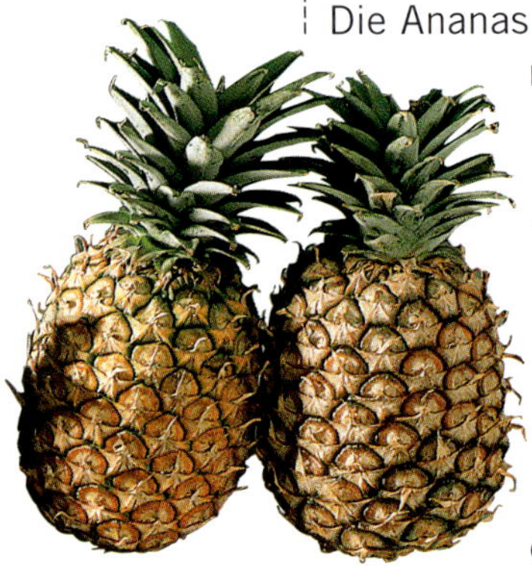

Durch ihren hohen Vitamin- und Mineralstoffgehalt eignet sich die Ananas auch gut bei allen Schwächezuständen. Die frischen Früchte und der Saft stärken die Abwehrkräfte. Ananas aus der Dose hat dagegen keine medizinischen Wirkungen mehr.

Sanfter Auftrieb für die Liebeslust

In der Karibik wird die Ananas auch als leichtes Aphrodisiakum gehandelt. So stellen Sie sich Ihr Liebeselixier her:

- Übergießen Sie kleingehacktes Ananasfleisch mit hochprozentigem karibischen Rum.
- Lassen Sie das Ganze einige Tage lang stehen.
- Gießen Sie den Saft anschließend ab, und süßen Sie ihn mit Honig.

Das Liebeselixier trinken Sie in ganz kleinen Portionen.

Anguraté *(Mentzelia cordifolia)*

Anguraté – auch als Herzblatt bezeichnet – wird schon seit alters bei den Indianern Perus als Heilpflanze eingesetzt. Er wirkt vor allem beruhigend auf den Magen.

Da die Anguratépflanze auf relativ begrenztem Raum wächst, war ihre Heilkraft zunächst den Indianern Perus vorbehalten. Die vielfältigen Inhaltsstoffe wirken entzündungshemmend und krampflösend – vor allem im Magen- und Darmbereich. Nach neueren Untersuchungen lassen sich starke Einflüsse auf das Immunsystem im Darm ableiten, das heute für eine der wesentlichen Nahtstellen unseres Abwehrsystems gehalten wird. Nebenwirkungen sind bislang nicht bekannt.

So bereiten Sie Anguraté-Tee zu: Ein Eßlöffel Anguraté in ein Viertelliter kochendes Wasser geben. Sieben bis acht Minuten schwach kochen lassen, danach abseihen. Kurmäßig anwenden (zwei Tassen vor jeder Mahlzeit) bis zum Abklingen der Beschwerden. Es gibt Anguraté-Magentee lose und in Filternbeuteln im Reformhaus (zum Beispiel als »Anguraté-Magentee aus Peru« von ALSITAN oder als »Andina – Bergtee aus Peru« von Schoenenberger) und in der Apotheke zu kaufen.

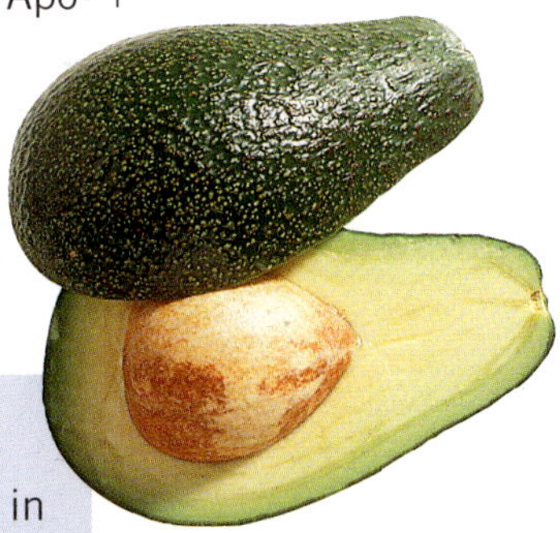

Avocado *(Persea americana)*

Die Avocado ist eine der ältesten bekannten Früchte überhaupt. Die Azteken verwendeten die Frucht, die sie *auacatl*

Avocadotee – eine Wohltat bei Darmbeschwerden

- Zerraspeln Sie einen Avocadokern, und rösten Sie ihn in der Pfanne.
- Vermischen Sie die Raspeln mit Spitzwegerichblättern aus der Apotheke (pro Tasse Tee ein Teelöffel).
- Kochen Sie die Mischung in Wasser auf, lassen Sie den Tee kurz ziehen, und seihen Sie ihn ab.

Der Tee hilft gut bei Durchfall.

nannten, für die tägliche Ernährung, die Reste verwertete man für Medikamente und zur Empfängnisverhütung.
Bei den Maya werden fiebernden Patienten Avocadoblätter unter die Füße gebunden, gegen Husten wird aus den zarten Blättern ein Tee gekocht.
Die Indianer aus Paraguay stellen zur Schwangerschaftsverhütung ein Dekokt her. Ein Breiumschlag aus zerstoßenen Blättern ist bei Kopfschmerzen und Verstauchungen hilfreich.

Avocadoöl ist heute in vielen Kosmetika enthalten, denn es macht die Haut weich und geschmeidig

Avocadoöl tut der Haut gut und ist heute in vielen Kosmetika enthalten. Man erhält es auch im Reformhaus. Das zerquetschte Fruchtfleisch kann, mit etwas Sahne, Quark, Zitronensaft oder Öl verrührt, als Maske auf die Haut gegeben werden. Das macht sie weich und geschmeidig.
Die frisch vom Baum geschälte Rinde wird gegen Akne verwendet. Die Samen gelten als mildes Aphrodisiakum. Aus dem Samenkern der Frucht lassen sich kleine Palmen ziehen.

Avocado-Basilikum-Dip: Auftakt für sinnliche Stunden

1 reife Avocado
Saft von 1 Zitrone
2 Bund Basilikum
1 Knoblauchzehe
150 g Schmand
100 g Sahne
2 TL milder Senf
Salz und Pfeffer nach Geschmack

Die Avocado halbieren und das Fruchtfleisch herausheben, mit Zitronensaft übergießen und pürieren. Das Basilikum waschen, trocknen und ganz fein hacken. Mit den anderen Zutaten unter das Püree heben.
Paßt zu Amaranthbrot und frischen Kartoffeln.

Banane *(Musa acuminata)*

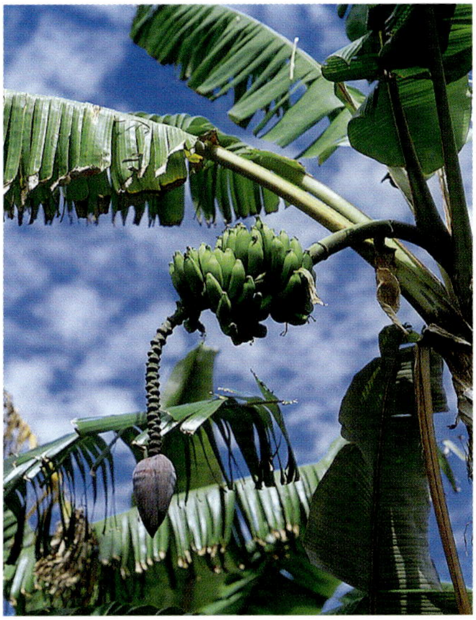

Die gelben Früchte dieser beeindruckenden Staudenpflanze aus dem Regenwald sind aus unserem Alltag nicht mehr wegzudenken. In vielen Ländern wird die Banane kleinen Kindern und Kranken als Aufbaukost gereicht. Sie ist mild, nährstoffreich und leicht verdaulich. Bananen sind überdies hilfreich bei Magenweh und Magenentzündung. Bei Durchfall hat sich eine 24stündige Bananendiät bewährt. Traditionell wurde auch der Saft aus den Blättern oder Wurzeln gegen Verbrennungen und Abszesse eingesetzt. Die jungen Blätter band man wie ein Pflaster um die Füße, um Hautblasen zu behandeln. Die heilsamen Wirkungen der Banane wurden von der Wissenschaft inzwischen vielfach bestätigt.

Bananenmaske für trockene Haut

Bananen enthalten spezielle Zuckermoleküle, die ein hohes Wasserbindungsvermögen haben und der Haut Feuchtigkeit zuführen.
Die Sahne in diesem Rezept liefert das Fett und sorgt für Geschmeidigkeit.

- Die Haut gut reinigen, einen warmen Waschlappen mehrmals einige Sekunden auf das Gesicht drücken, um die Poren etwas zu öffnen.
  Ein Viertel Banane mit der Gabel zerdrücken und einen Teelöffel süße Sahne unterrühren.
- Die Maske mit den Fingern auftragen, die Augenpartie aussparen. Bis zu 20 Minuten einwirken lassen und mit viel Wasser abspülen. Danach das Gesicht mit der normalen Feuchtigkeitscreme noch einmal etwas eincremen.

Basilikumkraut gibt es als Tee fertig zu kaufen: Zwei Teelöffel werden mit einer Tasse kochendem Wasser übergossen und nach 15 Minuten abgeseiht. Zwei- bis dreimal täglich eine Tasse des frisch zubereiteten Tees trinken

Basilikum *(Ocimum basilicum)*

Die starkduftende Gewürzpflanze ist eines der Highlights der Küche. Sie läßt sich auch bei uns in Töpfen und Gärten ziehen. In der Regenwaldmedizin wird Basilikumtee gegen Menstruationsbeschwerden, Magenschmerzen oder bei Fieber getrunken. Auch seine leicht erotisierende Wirkung wurde (und wird) hoch geschätzt. Wissenschaftlich nachgewiesen ist heute, daß man mit Basilikum Spulwürmer bekämpfen kann, daß das ätherische Öl gegen Bakterien wirkt und die Vermehrung von Pilzen (zum Beispiel Candida albicans) hemmt.

Boldo *(Peumus boldus)*

Der immergrüne Boldobaum kommt ursprünglich aus Chile, mittlerweile ist er im ganzen mittelamerikanischen Gebiet verbreitet. Seine Blätter riechen nach einer Mischung aus Kampfer und Pfefferminze. Sie werden in der indianischen Medizin für viele Heilanwendungen verwendet und gehören dadurch zu ihren bedeutendsten Heilmitteln. Traditionell setzt man sie bei Wurmbefall und Durchfall ein. Gibt man Schachtelhalm hinzu, so erhält man einen Heiltee mit einem besonders breiten Wirkspektrum.

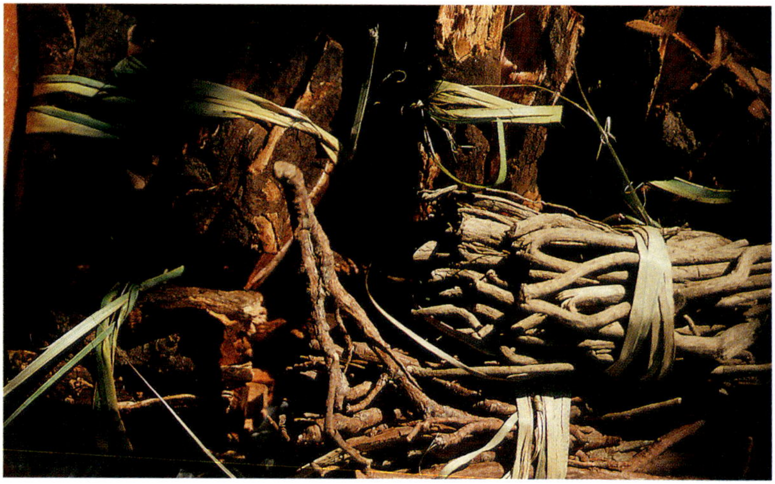

Die Wurzel des Boldobaums hat in Chile einen ähnlichen Stellenwert als Heilmittel wie bei uns die Kamille

Boldotee löst Angst und Nervosität
Vier Gramm Boldoblätter mit einem halben Liter Wasser und etwas Honig aufkochen und zwei Tage ziehen lassen. Morgens auf nüchternen Magen und abends je eine Tasse trinken. Als besonders wirkungsvoll gilt der Boldotee, wenn er in Vollmondnächten im Freien ziehen kann.

Boldotee wird bei verschiedenen Indikationen empfohlen: bei Angstzuständen, nervöser Verstimmung, Appetitlosigkeit (vor dem Essen trinken!) und bei Verdauungsbeschwerden.
Auch bei Gebärmutterleiden wird Boldo geschätzt. Der Tee wird in Südamerika häufig nach dem Essen gereicht, um die Verdauung auf Trab zu bringen. Bei uns sind Boldoblätter in der Apotheke erhältlich.

Catuaba *(Erythroxylum catuaba)*

Der aus der Rinde der Catuabapflanze gewonnene Tee wird seit Jahrhunderten wegen seiner belebenden Wirkung geschätzt. Er beruhigt Organe und Nerven, stärkt die Potenz, die Lust und die Fortpflanzungsorgane. Aus Brasilien wird folgendes Sprichwort kolportiert: Bekommt ein Mann unter 60 ein Kind, war er es selbst. Wird er über 60 noch einmal Vater, war es Catuaba ... Lapacho (siehe Seite 69) und Catuaba werden dort oft kombiniert. Catuaba ist ein enger Verwandter des Kokastrauches, soll jedoch auch bei längerer Einnahme nicht dessen schlimme Nebenwirkungen haben.

Chilies *(Capsicum frutescens)*

Die Chilies gehören – wie die Kartoffel – zu den Nachtschattengewächsen. Die kleinen, roten Kegel sind eng verwandt mit dem Gemüsepaprika, aber wesentlich schärfer. Es gibt viele verschiedene Chiliarten – man spricht von etwa 70 Stück. Der Begriff Chili stammt vom aztekischen Wort für »das Schärfste aller Gewürze«.

Chilie – das schärfste aller Gewürze – heizt uns mächtig ein und kurbelt die Energie an

Die Indianer verwenden Chili seit Menschengedenken, unter anderem für Räuchermischungen. Die spanischen Eroberer brachten die Schoten mit auf den europäischen Kontinent. Heute gehören sie neben Pfeffer, Ingwer und Kurkuma zu den meistverwendeten Gewürzen. Chili ist ein außerordentlich energiespendendes Gewürz. Es regt den Kreislauf an, fördert die Durchblutung und die Verdauung und weckt die Sinnlichkeit.

Belebender Chilitee
Kochen Sie sich nach Geschmack einen Kräutertee, und süßen Sie diesen mit Honig. Geben Sie eine Messerspitze Chili dazu, rühren Sie um, und trinken Sie den Tee möglichst heiß und in kleinen Schlücken. Der Tee hilft bei Fieber, Kreislaufschwäche und Schüchternheit (!).

Chinarinde *(Cinchona pubescens)*

Dieser auch als Fieberbaum bezeichneten Pflanze haben wir das segensreiche Chinin zu verdanken, das bei Malaria und hohem Fieber hilft. Die Indianer Südamerikas bereiteten aus der Rinde Heiltränke für Fiebernde zu. Ihre Heilwirkung war sagenumwoben. Wie die Chinarinde ihren Weg in unsere Apotheken fand, weiß man bis heute nicht – es gibt nur Legenden darüber. Bekannt ist jedoch, daß sie 1642 mit den Jesuiten nach Europa kam. Trotz der beachtlichen Heilerfolge mit der Chinarinde wurde ihr Nutzen anfangs nicht recht ernst genommen, teilweise wurde sie sogar verboten, weil sie als die Rinde »der satanischen Papisten« galt. Viel später dann kam die Chinarinde als Pulver in die Apotheken und wurde als Tee getrunken. Mit der Zeit gewann sie enorme wirtschaftliche Bedeutung. Die Inhaltsstoffe Chinin und Chinidin finden sich heute in vielen wichtigen Medikamenten. Auch Tonic water enthält beispielsweise Chinarindenextrakte, weshalb man Tropenreisenden und unterwegs Erkrankten das Trinken von Tonic water dringend empfiehlt.

Stammt auch aus der Regenwaldapotheke und hilft bei Fieber auf Tropenreisen: Tonic water

Die Indianer Mittelamerikas kochten sich einen Tee aus Chinarinde. Ein Eßlöffel der zerkleinerten Chinarinde, die es bei uns in der Apotheke gibt, wurde mit einem halben Liter kochenden Wasser übergossen. Mehrmals täglich gab man dem Fiebernden eine Tasse davon zu trinken. Man kann sich auch einen Wein daraus bereiten: Ein Liter trockener Weißwein wird mit zwei Eßlöffeln Rinde aufgegossen, fünf Tage stehengelassen und eventuell etwas gewürzt (zum Beispiel mit Zimt oder Safran), da das Getränk relativ bitter ist. Bei Chinarinde besteht die Gefahr der Überdosierung. Deshalb ist die Kontrolle eines Arztes in aller Regel sinnvoll.

Damiana *(Turnera diffusa* oder *aphrodisiaca)*

Diese Pflanze verdankt ihren Namen einem spanischen Missionar. Er benannte sie nach dem heiligen Damian, Schutzpatron der Apotheker. Die Azteken waren dagegen bei ihrer Namensgebung sehr viel deutlicher: Damiana hieß bei ihnen »Die dem Mann das Hemd herunterreißt«, denn bei ihnen war die Pflanze ein bekanntes Aphrodisiakum.

Damiana – eines der beliebtesten indianischen Erotika – trug bei den Azteken den Namen »Die dem Mann das Hemd herunterreißt«

Damiana ist bis heute eines der wichtigsten indianischen Heilkräuter. Es wird vor allem als Stärkungs- und Beruhigungsmittel eingesetzt. Die Indianer nahmen es, wenn sie besonders erschöpft

Belebender Damianatee

Damianakraut und -blätter sind in der Apotheke erhältlich, aber auch im gutsortierten Kräuterhandel. Adressen auf Seite 93.

Damianakraut	3 Teile
Pfefferminzblätter	2 Teile
Pomeranzenblüten	1 Teil

Für eine Tasse Tee einen Eßlöffel dieser Mischung mit kochendem Wasser übergießen und nach fünf Minuten abseihen, mit Honig süßen. Nach Bedarf in kleinen Schlucken trinken.

waren. Was bei den Azteken die Liebeslust steigerte, war bei den Mayas ein Heilmittel, mit dem man Erkrankungen der Atemwege behandelte, was dem Kraut auch den Namen »Asthma-Besen« einbrachte.

Gegen Menstruationsbeschwerden wird mehrmals täglich eine Tasse Damianatee getrunken: Einen Eßlöffel pro Tasse mit kochendem Wasser überbrühen und fünf bis zehn Minuten ziehen lassen. Je länger Sie den Tee ziehen lassen, desto stärker ist seine Wirkung.

Bei Erkältungen kann man auch in Wasser aufgekochte Damianablütenblätter aus der Apotheke in ein warmes Wannenband geben oder sie zum Inhalieren verwenden. Hier und da ist Damiana auch in fertigen Teemischungen zur Herz- und Kreislaufstärkung oder zur Luststeigerung enthalten.

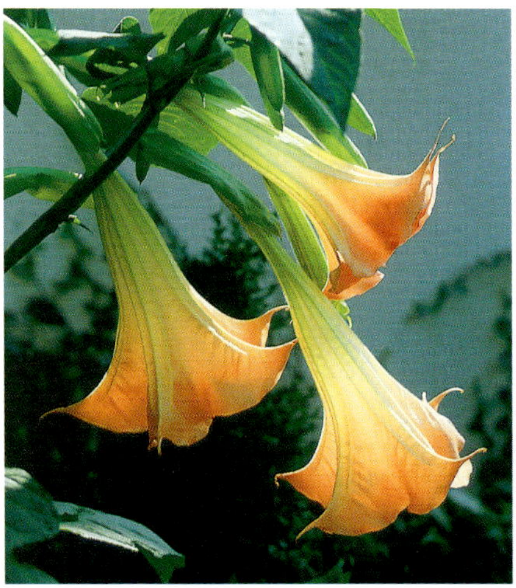

Für uns eine der schönsten Terrassenpflanzen mit einem betörenden, fast berauschenden Sommerduft, für die Indianer eine der beliebtesten Rauschdrogen

Engelstrompete *(Brugmansia candida)*

Die schönen Engelstrompeten, die eng verwandt sind mit dem Stechapfel, gehören von alters her zu den Rauschdrogen der Indianer. Sie bereiten aus ihr ein Getränk, Tonga genannt.

Engelstrompeten gehören zu den bekanntesten pflanzlichen Rauschdrogen. Heute rauchen die Indianer die Blätter und Blüten nicht nur zur Steigerung ihrer Lust, sondern auch zur Linderung von Atemwegserkrankungen. Auch in Form von Tees und Auszügen wird die Engelstrompete eingenommen. Gefährlich wird die Pflanze bei einer Überdosierung – in extremen Fällen kann es zu Atemstillstand kommen. Darum sei ausdrücklich davor gewarnt. Erotisierend und berauschend ist es aber auch, an einem schönen lauen Sommerabend unter einer dieser wunderbaren Pflanzen zu sitzen, wie sie heute für Balkon und Terrasse auch als Kübelpflanzen angeboten werden, und ihren betörenden Blütenduft zu schnuppern. In Kolumbien glaubt man, daß das Einatmen des köstlichen Duftes müde macht und schöne erotische Träume schenkt. Adressen für Samen zum Selbstziehen finden Sie auf Seite 93.

Amerikanischer Faulbaum *(Rhamnus purshiana)*

Die Rinde dieses Baumes verwendeten die Indianer als Abführmittel und für die innere Reinigung. Zur Herstellung eines heilenden Gebräus ließen sie die Rinde mindestens ein Jahr lang liegen. Heute weiß man, daß die medizinische Wirkung nach einer längeren Liegezeit tatsächlich höher ist. Langsam zerkaut, wirkt die Faulbaumrinde gegen Schmerzen. Der Tee aus der Faulbaumrinde stärkt die Abwehrkräfte. Das konnte kürzlich wissenschaftlich bestätigt werden.

Die Faulbaumrinde gibt es bei uns heute auch als Arzneipflanze in der Apotheke. Das Arzneimittelbuch gibt folgende Dosierungen an: Etwa ein halber Teelöffel wird mit 0,2 Liter heißem Wasser übergossen und nach 10 bis 15 Minuten durch ein Teesieb abgeseiht. Morgens und abends eine Tasse frisch zubereiteten Tee trinken. Der Tee aus der Amerikanischen Faulbaumrinde sollte nicht ohne Rücksprache mit dem Arzt und auch nur kurzfristig eingenommen werden. In der Apotheke gibt es Fertigarzneimittel, deren Hauptbestandteil Faulbaumrinde ist.

Guajak *(Guaiacum sanctum* oder *officinale)*

Das Holz des Guajakbaumes wird von alters her für medizinische und rituelle Zwecke verwendet. Noch heute wird es in bestimmten Gegenden Mexikos gegen Syphillis eingesetzt. Bei Erkältungen und zur Stärkung der Potenz werden in einigen Gegenden auch Räucherungen mit der Rinde vorgenommen. Das ätherische Öl des Guajakbaumes soll stark euphorisierend wirken. In den USA machte das Holz gerade als Potenzmittel Furore, als Viagra auf den Markt kam. Das Rezept: 30 Gramm Rindenspäne werden mit einem halben Liter Wasser übergossen und etwa 20 Minuten gekocht, dann abgeseiht und getrunken.

Guajakholz war gerade auf seinem Siegeszug als Potenzmittel, als die Superpille Viagra in den USA auf den Markt kam

Guajakholz gibt es auch bei uns in der Apotheke zu kaufen. Zur Blutreinigung wird eine Mischung mit anderen Kräutern empfohlen. Dazu eignen sich unter anderem Boldo, Schachtelhalm und Sarsaparille. In der Apotheke sind noch andere Mischungen bekannt. Eine Überdosierung sollte vermieden werden.

Dem Jaborandistrauch verdanken wir die erste wirksame Medizin gegen einen erhöhten Augeninnendruck

Jaborandi *(Pilocarpus jaborandi)*

Die Blätter des Jaborandistrauches, der zu den Rautengewächsen zählt, wurden in Brasilien als anregendes, entwässerndes und schweißtreibendes Mittel benutzt. Als frisches Blatt gekaut, hilft Jaborandi gegen Zahnweh. Frische, zerstoßene Blätter werden auch als Pflanzenpflaster zur schnelleren Heilung auf Wunden gelegt. Vor etwa 125 Jahren kamen Jaborandiblätter nach Europa, wo es rasch gelang, einige Inhaltsstoffe zu analysieren. Dabei wurde unter anderem das Alkaloid Pilocarpin entdeckt. Ende des 19. Jahrhunderts begannen Ärzte, wäßrige Pilocarpin-Augentropfen zur Behandlung des Grünen Stars zu verordnen, denn die Tropfen senken den Augeninnendruck. Es ist damit das älteste und wichtigste Medikament gegen diese Erkrankung. Wegen der starken Nebenwirkungen findet Jaborandi ansonsten in der Medizin kaum Anwendung. Allerdings wird es häufiger in der Homöopathie eingesetzt. Jaborandiblätter gibt es in der Apotheke zu kaufen. Hin und wieder sind sie auch Bestandteil von Fertigteemischungen. Jaboranditee gilt als schweißtreibend. Er muß immer kalt angesetzt werden, da die Blätter sonst ihre Wirkung verlieren. Zur Dosierung sollten Sie den Apotheker befragen, denn Jaborandi ist in der Überdosis giftig.

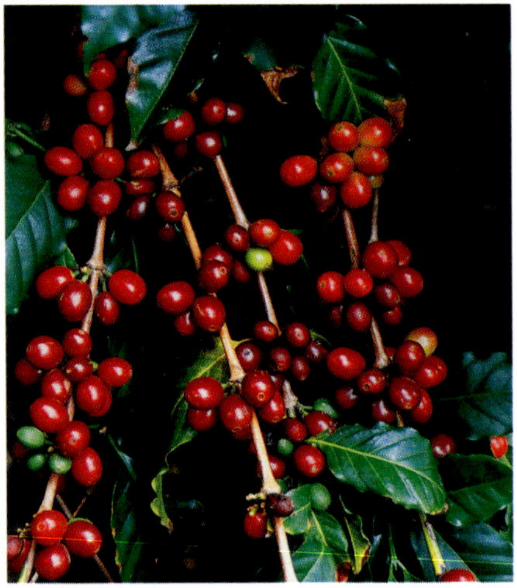

Kaffee *(Coffea arabica)*

Von Südamerika wird Kaffee heute in die ganze Welt exportiert. Ursprünglich stammt er aus Ostafrika, wo man glaubt, daß in den Kaffeebohnen Geister mit magischen Kräften wohnen. Auch diese Pflanze ist aus unserem Alltag nicht mehr wegzudenken. Sie ist die meistgenutzte koffeinhaltige Pflanze. Traditionell wurden die dunkelgrünen, glänzenden Blätter zu Tee gekocht und als Anregungs- und Entwässerungsmittel getrunken. Heute werden die Beeren geröstet und zu dem uns bekannten Kaffee verarbeitet. Das anregende Koffein ist einer seiner Hauptbestandteile. Guaraná (siehe Seite 60) hat einen noch höheren Koffeingehalt.

Kartoffel *(Solanum tuberosum)*

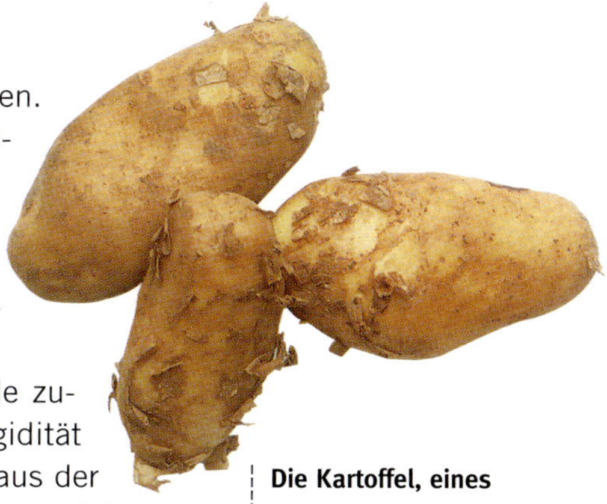

Die Kartoffel haben wir den Indianern zu verdanken. Sie diente ihnen nicht nur als Nahrungsmittel, sondern war gleichzeitig Heilmittel. Rohe Kartoffelscheiben wurden bei Kopfweh oder Verbrennungen aufgelegt. Die Abkochung der Blätter sollte die Atemwege befreien und Rheuma mildern. Frische Blätter wurden auf Hämorrhoiden gelegt.
Nach Europa kam die Kartoffel 1550. Sie wurde zunächst als Zaubermittel gegen Impotenz und Frigidität eingesetzt. Aber auch bei uns wurden Auflagen aus der rohen Kartoffel als Heilmittel gegen Entzündungen und Geschwüre, Rheuma und Hexenschuß verwendet.
Die Kartoffel gehört zu den Nachtschattengewächsen, ihre Blüten, Blätter und Früchte enthalten Alkaloide, die einerseits giftig sind, andererseits für die Heilwirkungen über die Haut zuständig sind. Rohe Kartoffeln und Kartoffelkraut sind daher nur äußerlich anzuwenden. Als Nahrungsmittel ist die Kartoffel mild und nährstoffreich. Unter der Schale stecken viele Vitamine, vor allem Vitamin C. Deshalb ist die Pellkartoffel auch wertvoller als die Salzkartoffel.

Die Kartoffel, eines unserer wichtigsten Grundnahrungsmittel, kam ursprünglich aus Übersee zu uns

Kartoffelmaske gegen unreine und sonnenstrapazierte Haut
Kochen Sie eine oder zwei Pellkartoffeln weich, vermischen Sie diese mit Milch und Eigelb, und geben Sie die Masse auf Ihr Gesicht. Waschen Sie Ihr Gesicht nach 20 Minuten ab.

Kondurango *(Marsdenia cundurango)*

Dieses Lianengewächs verdankt seinen Namen dem Vogel Kondor, der einer indianischen Überlieferung zufolge von einer Gottheit mit besonderen Fähigkeiten ausgestattet worden war. Abkochungen der Rinde des Kletterstrauches wurde seit alters von den Indianern genutzt – gegen Magen- und Nervenleiden, bei Geschwüren und Geschlechtskrankheiten.

Kondurangowein für Magen und Darm
Bei Verdauungsbeschwerden, Magenverstimmung und Appetitlosigkeit hilft Kondurangowein: Auf eine Flasche schweren süßen Wein wie Portwein oder Madeira kommt eine Handvoll Kondurangorinde aus der Apotheke. Diese übergießen und fünf Tage ziehen lassen. Die Wirkstoffe lösen sich nur in kalten Flüssigkeiten. Vor dem Essen ein Gläschen davon trinken. Kondurangowein sollte nicht dauerhaft verwendet werden, da es möglicherweise zu Überdosierungen kommen kann.
Für eine Abkochung ohne Alkohol setzt man Wasser je nach der gewünschten Anzahl von Tassen auf, gibt pro Tasse einen halben Teelöffel Kondurangorinde hinein, läßt das Ganze aufkochen und abkühlen.

Koka *(Erythroxylon coca)*

Aus den Blättern des Kokastrauches sollte heute zwar besser kein Tee für den Eigenbedarf mehr gekocht werden, dennoch hat Koka sowohl für die Indianer als auch für uns eine solche Bedeutung, daß es hier der Vollständigkeit halber erwähnt sei. Der Kokastrauch war im alten Inkareich eine heilige Pflanze. Seine Blätter wurden hauptsächlich für Rituale und Zeremonien verwendet. Vor der Kokaernte – so berichtet der Ethnopharmakologe Dr. Christian Rätsch – mußte der Mann mit einer Frau geschlafen haben, damit die heilige Mama Koka mild gestimmt wurde. Sein Penis wurde mit einem Kokasud eingerieben, um das Liebesabenteuer zu verlängern. Später dann wurden Kokablätter auch bei Operationen zur Betäubung eingesetzt.

Die frischen Blätter werden als Tee bei Koliken getrunken. Vermischt mit braunem Zucker soll der Tee unter anderem gegen Magenweh, Durchfall, Hals- und Kopfweh, Fieber und Rheuma helfen.

Koka ist den Indianern noch heute heilig, da es die Verbindung zwischen Himmel und Erde, zwischen Göttern und Menschen symbo-

lisiert. Bei Zusammenkünften werden traditionell Kokablätter zum Kauen angeboten.
Im 16. Jahrhundert kam man dann dem Hauptinhaltsstoff Kokain auf die Schliche, das eine euphorisierende und betäubende Wirkung hat. Ungefähr 200 Jahre später wurde es pharmakologisch untersucht. Auch Freud experimentierte mit Koka und Kokain. Da Kokain damals wie heute vielfach als Rauschdroge mißbraucht wurde und beileibe auch nicht nebenwirkungsfrei ist, bemühte man sich, daraus andere Stoffe abzuleiten. Heute verdanken wir dem Kokain zahlreiche Heil- und Betäubungsmittel. Und natürlich gebührt dem Kokastrauch auch der Siegeszug der Coca Cola, die ebenfalls im Notfall (Reisedurchfall, Magenverstimmung, Übelkeit und Erbrechen) gemeinsam mit Salzstangen den Magen beruhigen kann.

Kokosnuß *(Cocos nucifera)*

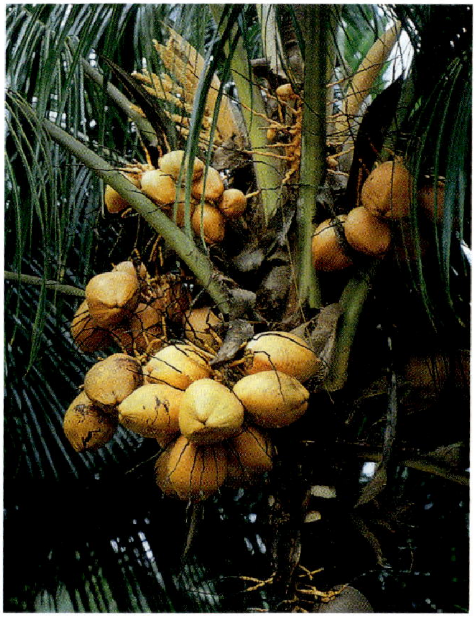

Mit der Kokospalme verbinden wir Träume von wundervollen weißen Stränden und Dolce vita. Bei den Indianern war die Kokosnuß ein vielseitiges Heilmittel. Das köstliche weiße Fleisch der Nuß verwendete man bei ihnen als nährstoffreiches Nahrungsmittel.
Ist das Fleisch noch nicht ganz reif, ist es besonders gut verdaulich. Zusammen mit der Banane empfiehlt es sich besonders als Heilnahrung bei allen Magen- und Darmbeschwerden, Durchfällen und allgemeinen Schwächezuständen. Auch zur Gesichtsreinigung ist es hervorragend geeignet, es sorgt für reine und glatte Haut. Oft ist es daher in fertiger Reinigungsmilch enthalten.
Kokosmilch wird gegen Bandwürmer empfohlen. Das Kokoswasser noch nicht reifer Früchte ist reich an Kalium und anderen Mineralstoffen. Kokoswasser und Kokosmilch helfen bei Erbrechen, Verstopfung, Herz-und Leberstörungen. Mit einem Eßlöffel Honig vermischt, werden die Nerven beruhigt, Verstopfung beseitigt und

Hämorrhoiden gemildert. Viele der positiven Wirkungen wurden inzwischen wissenschaftlich bestätigt. Hin und wieder gibt es in guten Obstgeschäften und auf Märkten ganze Kokosnüsse zu kaufen, in denen noch die Milch enthalten ist.

Koriander *(Coriandrum sativum)*

Koriander kennen wir vorwiegend aus der orientalischen Küche. Es ist ein kräftiges Gewürz, das man auch als Würzkraut auf dem Markt kaufen kann

Die Herkunft dieser Pflanze ist nicht genau bekannt. Teilweise heißt es, sie stamme aus dem Vorderen Orient. Auf irgendeinem Wege ist sie jedenfalls auch nach Amerika gekommen. Der Samen des reifen Korianders gilt als außergewöhnlich heilkräftiges Gewürz. Es wird inbesondere bei Schwächezuständen, Magen- und Verdauungsproblemen eingesetzt.

Aus der wissenschaftlichen Forschung wissen wir heute, daß Koriander krampflösend, leicht anregend und antibakteriell wirkt. Wer seiner Gesundheit etwas Gutes tun will, sollte in der Küche ruhig herzhaft mit Koriander würzen. Verwenden Sie dafür ganze Früchte aus dem Reformhaus oder der Apotheke, die Sie bei Bedarf zerstoßen.

Bei Appetitlosigkeit und Verdauungsproblemen können Sie einen halben Teelöffel Koriander eine Minute lang kauen, dann ausspucken.

Korianderwein für Liebesstunden

Zwei bis drei Teelöffel Korianderfrüchte aus der Apotheke oder dem Reformhaus im Mörser zerstoßen und mit einem Liter Rotwein übergießen. Eine Woche im Kühlschrank ziehen lassen, dann abgießen. Ein zimmerwarmes Gläschen als Aperitiv zum Liebesmal genießen.

Koriandertee gegen Migräne

Zwei Teelöffel Korianderfrüchte zerstoßen und mit einer Tasse kochendem Wasser übergießen. Nach 15 Minuten abgießen. Mehrmals täglich eine Tasse frisch zubereiteten Tee trinken.

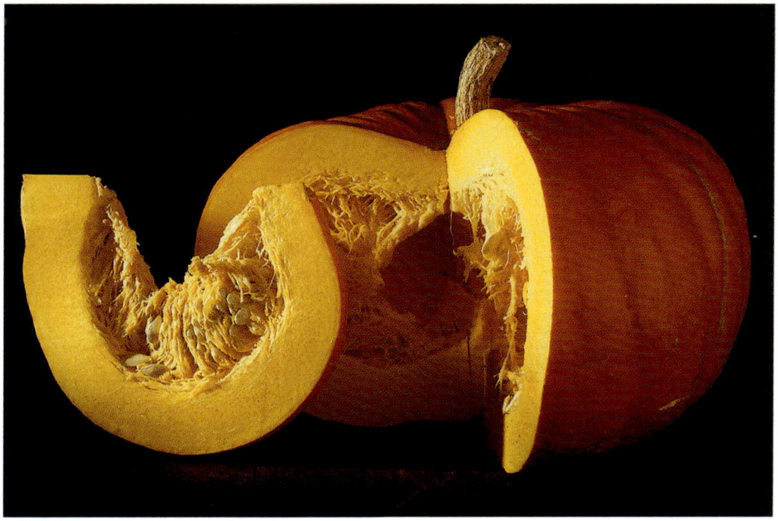

Kürbiskerne werden heute – auch vorbeugend – von Ärzten gegen alle Beschwerden der Prostata empfohlen. Geröstet im Salat schmecken sie besonders lecker

Krallendorn *(Uncaria tomentosa)*

Der Krallendorn gehört zu den Lianengewächsen. Wozu die Indianer diese Pflanzen genau verwendeten, ist noch unklar. In Europa wurden Untersuchungen mit einem Heiltee aus Krallendorn zur Krebsbekämpfung vorgenommen. Die Erfolge sahen sehr vielversprechend aus. Sogar Gehirntumoren sollen damit zum Verschwinden gebracht worden sein. Die Inhaltsstoffe des Krallendorns regen das Immunsystem an und verbessern die Selbstheilungskräfte. Krallendorntee (und andere Krallendornpräparate) ist rezeptfrei in Apotheke und Reformhaus erhältlich, allerdings recht teuer, da die Pflanze sehr selten ist.

Kürbis *(Curcubita pepo)*

Auch der Kürbis zählt zu den alten indianischen Pflanzen. Bei manchen Stämmen werden zu Gesichtern geschnittene Kürbisse – wie an Halloween gebräuchlich – als Grabbeigaben verwendet. Kürbiskerne werden zur Stärkung der Blase eingenommen. Rohes Kürbisfleisch soll gegen Heuschnupfen und nervliche Anspannung helfen. Bei uns werden heute Kürbiskerne gegen Prostataleiden empfohlen – auch aus wissenschaftlicher Sicht. Kürbiskernöl wird in der neuen Küche eingesetzt. Es stammt meist aus Österreich (Steiermark). Kürbiskerne sollen schließlich auch erotisierend wirken. Sie schmecken – auch leicht geröstet – als Beigabe zum Salat.

Lobelie *(Lobelia inflata)*

Die hübsche und ausdauernd blühende blaue Sommerblume wurde von den Indianern für verschiedene Heilzwecke eingesetzt. Sie verwendeten das Kraut zur Abwendung böser Geister, für Schwitz- und Brechkuren. Wegen seiner milden, narkotisierenden Wirkung wurde es auch geraucht. Der Saft der Wurzeln sollte Zahnweh und Kopfschmerzen mildern.

Bei uns leuchtet das blaue Blühwunder unermüdlich in Vorgärten und Balkonkästen, bei den Regenwald-Indianern wurde es für verschiedene Heilzwecke eingesetzt

Heute ist bekannt, daß Lobelienkraut anregend und tatsächlich auch betäubend wirken kann. Loblienkraut ist in der Apotheke erhältlich (die Blühpflanzen eignen sich nicht, denn sie sind Züchtungen). Lobelientee kann gegen Husten und Bronchialbeschwerden helfen. Wegen der Nebenwirkungen ist allerdings ein Arzt zu konsultieren. Einen Hustentee kann man sich zu gleichen Teilen aus Pfefferminzblättern und Kamillenblüten mischen, eine Prise Lobelienkraut dazu, mit siedendem Wasser übergießen und nach zehn Minuten abseihen. In kleinen Portionen und nur hin und wieder (!) trinken.

Luffa *(Luffa purgans)*

Das bei uns bekannte Luffaschwämmchen entstammt einer Kürbispflanze. Während wir es zur täglichen Massage und damit zur Belebung des Kreislaufs verwenden, ist es bei den Indianern als altes Heilmittel bekannt. Unter anderem wurde daraus ein Abtreibungstee gekocht. Das Luffaschwämmchen wird auch zur lokalen Behandlung von Schnupfen und Nasennebenhöhlenentzündungen eingesetzt. Dazu werden sie ausgekocht, ein Wattetampon wird im Sud getränkt und in die Nasenlöcher eingeführt. Zur Einnahme ist der Sud nicht geeignet, da er starke Nebenwirkungen hat. Es gibt Luffa-purgans-Tropfen mit einer ausführlichen Gebrauchsanweisung in der Apotheke zu kaufen. Auch in homöopathischen Verdünnungen wird diese Pflanze gegen Schnupfen und Nasennebenhöhlenentzündungen eingesetzt.

Mais *(Zea mays)*

Mais ist schon seit etwa 10.000 Jahren die wichtigste Nahrungspflanze in Mexiko. Da man ihn gut anbauen konnte, trug er auch zur Seßhaftigkeit der indianischen Stämme bei. Wir kennen zwar das Nahrungsmittel Mais inzwischen auch recht gut, doch daß Mais auch Heilkräfte entfaltet, ist hierzulande fast unbekannt. Bei den Mayas dürfen Kranke nur noch Mais essen. Wer keinen mehr mag und ißt, gilt als totgeweiht. Es gibt vielerorts Maisgriffeltee als Universalmittel unter anderem bei Verstopfung, Durchfall, Unfruchtbarkeit und Menstruationsschmerzen. Japanische und chinesische Wissenschaftler stellten fest, daß Mais den Blutzucker senken und den Blutdruck regulieren kann.

Maisgriffel sind zwar bei uns als Heilmittel nicht zugelassen, aber meist doch in der Apotheke erhältlich

X

Entschlackender Maisgriffeltee
50 Gramm Maisgriffel in einen Liter Wasser zehn Minuten lang auskochen. Zwei- bis dreimal am Tag eine Tasse davon trinken. Der Tee reguliert den Blutdruck und wirkt gegen Blasenentzündung.

Mormonentee *(Ephedra americana)*

Der Mormonentee ist ein Gemisch verschiedener Meerträubelarten. Er ist auch als »Indianischer Tee« bekannt geworden. Aus den Wurzeln der Pflanzen wird ein Absud gekocht. Er soll gegen Geschlechtskrankheiten, Rheumatismus, Blasenentzündungen und Gallenreizungen helfen. Ephedra (Meerträubel) ist bei uns als Heilkraut anerkannt.

Der Wirkstoff Ephedrin ist rezeptpflichtig und eine der meistverwendeten Krautdrogen. Sie hat vielfältige Wirkungen: Sie wirkt anregend, stimuliert den Kreislauf und die Atmung, entwässert, dämpft den Appetit und entkrampft die Bronchien. Meerträubel gilt als eines der wenigen wirklich wirksamen Kräuter gegen Heuschnupfen. Ephedrakraut gibt es in der Apotheke zu kaufen.

Meerträubeltee bringt den Kreislauf auf Trab
Pro Tasse einen Teelöffel des Krauts mit kochendem Wasser überbrühen und zehn Minuten ziehen lassen. Bei Überdosierung kann es zu Nervosität und Herzbeschwerden kommen. Deshalb vor Gebrauch besser mit dem Arzt sprechen.

Nachtkerze *(Oenothera biennis)*

Das Öl der Nachtkerze gibt es in der Apotheke zu kaufen. Es soll gegen prämenstruelle Beschwerden helfen

Die Nachtkerze gilt bei den peruanischen Indianern als ganz besonders wirksames Heilmittel. Es wird unter anderem zur Menstruationsregulierung eingesetzt, bei Fieber, Kopfschmerzen, Magenverstimmungen und Prellungen. Seit einigen Jahren wird das Öl der Nachtkerze bei uns vor allem gegen prämenstruelle Beschwerden empfohlen. Das besonders wertvolle Öl ist für die Bildung des Hormons Prostaglandin von Bedeutung. Auch bei allgemeinen Schwächezuständen soll das Nachtkerzenöl hilfreich sein. Es ist in Kapselform in Apotheken und Reformhäusern erhältlich.

Papaya *(Carica papaya)*

Die Papayafrucht ist ein gesundheitlicher Tausendsassa unter den uns bekannten exotischen Früchten. Bei fast allen Indianerstämmen nimmt sie eine Sonderstellung ein. Dabei geht es nicht nur um den hervorragenden Geschmack der Frucht, sondern auch um die breite Heilwirkung: Papaya fördert die Verdauung, stimmt den Magen milde, regt die Leber an, reguliert den Blutdruck, befreit den Darm von Würmern und aktiviert ihn. Das reife Fruchtfleisch enthält das eiweißspaltende Enzym Papain, das totes Zellgewebe ausschwemmt und den Körper entgiftet. Außerdem ist die Frucht eine unglaubliche Vitaminbombe.

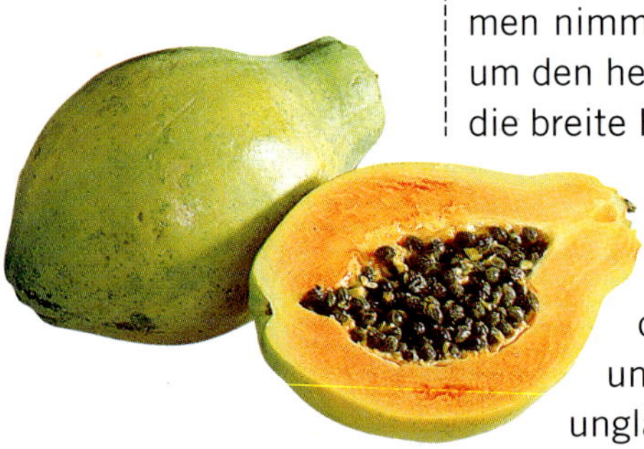

Bereits seit 1552 sind Papayablätter bei uns als Heilpflanze registriert und insofern auch in der Apotheke erhältlich. Man bekommt sie ebenfalls im Reformhaus. Auch der Saft hat eine anerkannte Heilwirkung. Wissenschaftlich sind die Wirkungen der Papaya inzwischen anerkannt.

Papayablättertee löst Atembeschwerden
Ein Teelöffel getrocknete Blätter (gibt es meistens in Reformhäusern) mit kochendem Wasser übergießen und zehn bis zwanzig Minuten lang ziehen lassen. Bei Bedarf trinken. Die indianische Medizin setzt diesen Tee auch gegen Asthma ein. Nebenwirkungen sind bislang nicht bekannt geworden. Es lohnt sich, in der Apotheke nach Fertigarzneimitteln zu fragen, die Papain enthalten.

Passionsblume *(Passiflora incarnata)*

Ihren Namen verdankt diese hübsche Kletterpflanze, die auch bei uns als Zierpflanze verkauft wird, einem spanischen Missionar. Die Blüten stellen nach kirchlicher Auffassung die Marterwerkzeuge Christi dar. Passionsblumentee ist bei den Andenindianern ein Heilmittel gegen Verstopfung und Darmverschluß, zur Beruhigung und gegen schlechte Laune. Angeblich soll die Pflanze einem schöne Träume schenken und Schlaflosigkeit verscheuchen. Die Passionsfrüchte werden mit Genuß ausgeschlürft.
Bei uns gibt es Passionsblumenkraut in der Apotheke, im Reformhaus und im Kräuterhandel zu kaufen. Es hilft gegen Nervosität und Schlaflosigkeit. Für einen Beruhigungstee kann man das getrocknete Kraut auch zu gleichen Teilen mit Johanniskraut oder Minze, Anis und Melisse kombinieren.
Die Blätter der Zierpflanzen eignen sich nicht zur Teeherstellung, da es sich um andere Züchtungen handelt! Der Tee aus dem Kraut soll nicht so wirkungsvoll sein wie die Kapseln mit dem Extrakt, die in Apotheken und Reformhäusern verkauft werden.

Peyote *(Lophophora williamsii)*

Der Kaktus gilt den Indianern als göttliches Werkzeug. Einige nennen ihn die Pflanze, die »Wunder schauen läßt«. Er hat halluzinogene Wirkungen und wird bis heute für Rituale bei zahlreichen Stammeszeremonien verwendet. Der Umgang mit der Pflanze ist streng geregelt und vor allem nur Älteren erlaubt. Die Inhaltsstoffe des Kaktus – insbesondere das Mescalin – helfen den Beteiligten, auf eine andere Bewußtseinsstufe zu gelangen. So können sie auch den tieferen Sinn von Krankheiten und deren Behandlung erkennen, sagt man. In Nordamerika sollte vor etwa 80 Jahren der Gebrauch von Peyote verboten werden. Eine Gruppe von Indianern prozessierte dagegen und gewann. Peyote wurde ausschließlich für Indianer legalisiert, weil es als fester Bestandteil ihrer Kultur gilt.

Als Heilmittel ist Peyote bei den Indianern ebenfalls hochgeschätzt und anerkannt: Abgekochter Peyotesud wurde bei einigen Stämmen bei Fieber als Klistier verabreicht. Peyote gilt zudem als starkes Aphrodisiakum und wirksames Schmerzmittel. Bei uns ist Peyote in homöopathischer Form erhältlich.

Piment *(Pimenta dioica)*

Das Gewürz Piment ist bei uns unter anderem auch als Nelkenpfeffer, Allerleigewürz oder Jamaikapfeffer bekannt. Es stammt

Pimenttrank gegen Magenweh

Eine Messerspitze frisch gemahlenes Pimentpulver in heiße Milch geben, mit Honig süßen. Zweimal täglich ein Glas trinken.

Pimenttee gegen Erkältungen

Je zu gleichen Teilen Piment, Anis, Pomeranzenblüten und Eukalyptusblätter (alles aus Apotheke oder Reformhaus) mischen. Von dieser Mischung einen Eßlöffel pro Tasse Tee mit kochendem Wasser übergießen und 15 Minuten ziehen lassen. Abseihen und kurmäßig trinken.

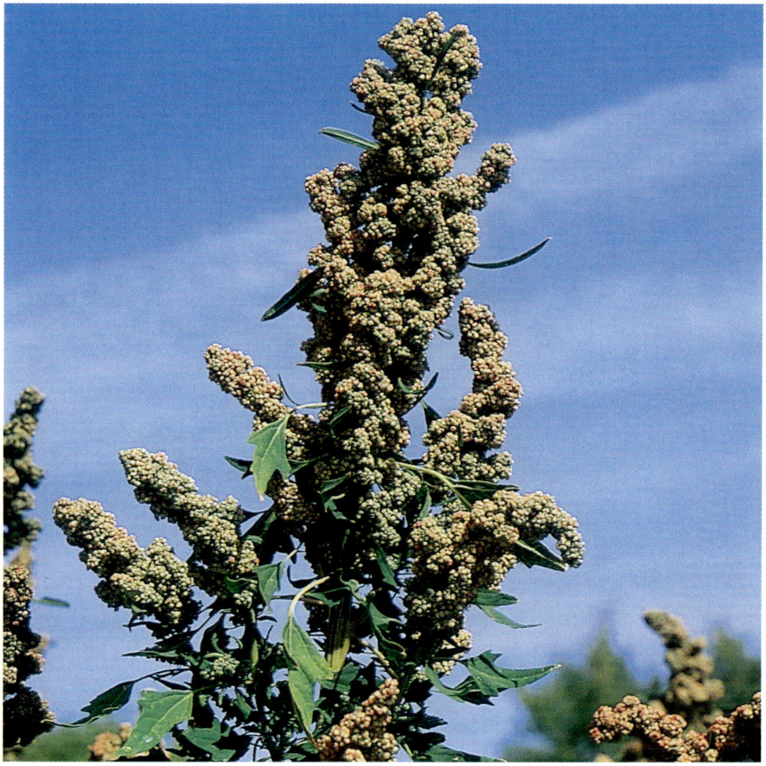

Quinoa liefert den auf den kargen Hochebenen Boliviens und Perus lebenden Indios alle wichtigen Vitalstoffe

von einem Baum, der zu den immergrünen Myrtengewächsen zählt. Charakteristisch ist der Pimentgeruch, die Pflanze duftet nach Gewürznelken, Muskatnuß, Pfeffer und Zimt. Der Baum wächst ausschließlich in Mittel- und Südamerika sowie Indien.
Die Maya zerkauen die Blätter bei Zahnweh, Verdauungsproblemen und Appetitlosigkeit. Als vorbeugendes Mittel gegen Erkältungen wird Pimentpulver mit Kakao vermischt und mit Honig gesüßt.

Quinoa *(Chenopodium quinoa)*

Wie Amaranth gehört Quinoa zu den wiederentdeckten Körnern. Es gehört zur Familie der Zuckerrüben, Rote Bete und Mangold. Quinoa gilt seit 6 500 Jahren als Kulturpflanze. Die Inkas, Azteken

Der Genuß von Quinoa galt als Ursache für Mut, Stärke und Unbeugsamkeit der Indianer. Deshalb wurde sein Verzehr von den weißen Männern unter Strafe gestellt

und Mayas kultivierten die Pflanze neben Mais und Kartoffeln. Sie kommt heute in der gesamten Andenregion vor. Auch in Österreich werden Anbauversuche unternommen.

Quinoa galt von alters her als ein natürliches Dopingmittel erster Güte. Die Spanier stellten den Verzehr unter Strafe, sie erhofften sich davon, die Indianer schwächen zu können. Die Körner liefern ein besonders hochwertiges Eiweiß, reichlich B-Vitamine für die Nerven und viele Mineralstoffe – vor allem Kalzium. Quinoa wird ähnlich zubereitet wie Amaranth und ist besonders allen empfohlen, die unter bestimmten Stoffwechselerkrankungen – zum Beispiel Zöliakie –, Zahnerkrankungen oder Osteoporose leiden. Aber auch allen, die etwas für Powerfood übrig haben, sei Quinoa empfohlen.

Ratanhia *(Krameria triandra)*

In Peru ist Ratanhia auch heute noch ein häufig angewendetes Mittel gegen Zahnfleischprobleme und alle Blasenbeschwerden. Die Pflanze wirkt entzündungshemmend und blutstillend. Die Wurzel der Ratanhia gibt es in der Apotheke zu kaufen. Für einen Tee werden etwa zwei Gramm pro Tasse ungefähr zehn Minuten lang ausgekocht. Der Tee kann auch zum Gurgeln verwendet werden. Es gibt in der Apotheke auch fertige Kombinationspräparate mit Ratanhiaextrakten.

Salbei *(Salvia)*

Salbei ist eines unserer gebräuchlichsten Heilmittel gegen Alltagsbeschwerden. Er hilft vor allem bei Erkältungen und Halsweh

Salbei gehört mit zu den wichtigsten indianischen Kräutern, die in Ritualen und zu Heilzwecken eingesetzt werden. Der Rauch der Salbeiblätter soll Menschen geistig reinigen, die Inspiration und die innere Klarheit fördern. Medizinisch wirkt Salbei hilfreich bei allen Erkältungen, Mund- und Halserkrankungen, es gehört daher auch bei uns zu den bewährten Hausmitteln. Der hiesige Salbei ist mit der Wirkkraft des indianischen nicht zu vergleichen. Indianischen und Azteken-Salbei gibt es beim speziellen Kräuterversand (Adressen Seite 93). Salbeitee ist als Fertigtee und als loser Tee in gutsortierten Supermärkten, Drogerien, Reformhäusern, Kräuterläden und Apotheken erhältlich.

Salbeitee gegen Angstzustände
Gegen Panik und Überforderungszustände setzt die indianische Medizin bei leichteren Fällen häufig die ordnende Wirkung von Salbei ein. In schwereren Fällen muß natürlich ein Arzt hinzugezogen werden.
Vier Gramm Salbeiblätter mit einem halben Liter Wasser aufkochen und etwas ziehen lassen. Über einen längeren Zeitraum morgens und abends eine Tasse trinken.

Sarsaparille *(Smilax regelii)*

Die Sarsaparille ist ein altes Heilmittel der Azteken. Noch heute wird Sarsaparillentee bei allen möglichen Leiden getrunken: bei unreiner Haut, Geschlechtskrankheiten und Fieber etwa. Die harn- und schweißtreibenden Wirkungen sowie die klärende Wirkung auf die Haut gelten heute als bewiesen.
Nach neuesten medizinischen Erkenntnissen hilft Sarsaparille auch gegen Schuppenflechte.
Die Wurzel bekommt man in der Apotheke.

Sarsaparille ist eines der alten aztekischen Heilmittel, bei uns gibt es die Wurzel in der Apotheke zu kaufen

Sarsaparille macht die Haut rein
Der bekannte Heilpflanzenspezialist und Apotheker Mannfried Pahlow empfiehlt beispielsweise gegen unreine Haut einen Kaltwasserauszug:

Sarsaparillenwurzel	25 Gramm
Erdbeerblätter	10 Gramm
Brombeerblätter	10 Gramm
Faulbaumrinde	5 Gramm

Die Mischung in einen Liter kaltes Wasser geben und über Nacht ziehen lassen. Bei Bedarf trinken.

Sarsaparillentee lindert Blasenentzündungen und Schmerzen
Die indianische Medizin setzt einen Sarsaparillentee gegen Blasenentzündung und Schmerzen ein: Einen Teelöffel zerkleinerte Wurzeln pro Tasse mit kochendem Wasser übergießen, kurz ziehen lassen, in kleinen Schlucken heiß trinken. Mehrmals täglich eine Tasse frisch zubereiteten Tee trinken.

Die Rinde des Sassafrasbaumes eignet sich auch als Beimischung zu anderen Heiltees, Anregungen gibt es in der Apotheke

Sassafrasbaum *(Sassafras albidum)*

Sassafras wird auch als Fieberbaum bezeichnet und gehört zu den heiligen Pflanzen der Indianer. Neben seiner spirituellen Bedeutung wird er auf vielfältige Art medizinisch angewendet. Aus Wurzeln, Rinde, Blättern und Beeren werden Tees angesetzt, die gegen Rheuma, Geschlechtskrankheiten, Husten, Blasenbeschwerden und zur Beruhigung verwendet werden. Auch Wundpflaster für Knochenbrüche und Quetschungen sind gebräuchlich. Obendrein gilt Sassafras als eines der wirksamsten indianischen Aphrodisiaka – allein sein angenehmer Duft nach Orange, Zitrone und Vanille wirkt anregend.
Die Spanier brachten den Sassafrasbaum im 16. Jahrhundert nach Europa. Die Rinde genoß schnell großes Ansehen als universales Heilmittel. Man bekommt sie in der Apotheke.

Schafgarbe *(Achillea millefolium)*

Auf die auch bei uns heimische Schafgarbe schworen schon die alten Azteken. Schafgarbentee wird noch heute gegen nervöse Verstimmung gegeben. Er soll bei Menstruationsbeschwerden, Tuberkulose, Hämorrhoiden, Durchfall, Erkältungen und Zahnschmerzen helfen. Es gibt kaum ein Leiden, das nicht von irgendeinem Stamm mit Schafgarbe behandelt wird.
Die meisten Wirkungen sind heute wissenschaftlich bestätigt. Schafgarbe könnte man bei uns auch selbst sammeln. Sie ist jedoch auch in Drogerien, Kräuterläden, Reformhäusern und Apotheken erhältlich.

Schafgarbentee als Allroundtalent
Zwei Teelöffel Schafgarbenkraut mit einer Tasse heißem Wasser überbrühen, nach zehn Minuten durch ein Teesieb geben. Drei- bis viermal täglich eine Tasse frisch zubereiteten Tee trinken. Nach Belieben mit Honig süßen und Anis oder Pfefferminzblätter dazu geben.

Schafgarbe gegen Gliederweh und Appetitlosigkeit
Der Ethnopharmakologe Dr. Christian Rätsch empfiehlt bei rheumatischen Beschwerden, Gliederreißen und Appetitlosigkeit noch einen anderen indianischen Heiltee:

Scharfgarbe	30 Gramm
Damiana	20 Gramm
Weidenrinde	10 Gramm
Kalmuswurzel	10 Gramm

Einen Teelöffel davon pro Tasse mit heißem Wasser überbrühen, fünf bis zehn Minuten ziehen lassen, warm trinken.

Schokolade *(Theobroma cacao)*

Tchocolatl – so nannten die Azteken das Gewürz aus den bohnenförmigen Samen des Kakaobaumes, dessen Heimat der Amazonas und das Orinocogebiet ist. Für sie war Kakao ein beliebter Energiespender, mildes Aphrodisiakum und Gute-Laune-Stoff. Die Bohnen waren unter anderem ein Zahlungsmittel für die Dienste von Prostituierten. Die Ureinwohner schätzten aber auch die harntreibende Wirkung des Kakaos.

Für die Azteken waren Kakaozubereitungen beliebte Energiespender, milde Aphrodisiaka und Zündstoff für die gute Laune

Das Kakaopulver wird aus den Bohnen durch Gärung, Rösten und Mahlen gewonnen. In Südamerika, Spanien und Italien wird es auch als Gewürz verwendet. Bei uns entstand daraus die Schokolade. In ihr sind Substanzen enthalten, die denen gleichen, die der Körper bei Verliebtheit ausschüttet. Insofern suchen Menschen mit

Schokotee gegen den Verlassenheitsdurchhänger

Heißes Kakaogetränk aus echtem Kakao (Reformhaus) hilft gegen Durchfall und Durchhänger und beim Verlust des Liebsten: Ein Teelöffel Kakaoschalen auf eine Tasse geben, mit kochendem Wasser überbrühen, fünf bis zehn Minuten ziehen lassen.

Wichtig ist, daß Sie echte Kakaoschalen verwenden. Fertige Kakaopulver aus dem Supermarkt sind kaum wirksam. Es gibt auch fertigen Kakaoschalentee aus dem Reformhaus (Schoenenberger).

Kakaohülsentees aus dem Reformhaus (Salus) und der Apotheke sind ebenfalls empfehlenswert.

Schokotrank für Melancholiker

Es gibt noch einen indianischen Schokotrank, der die Stimmung hebt:

$^1/_4$ Liter frische Vollmilch
1 Vanillestange
2 Eßlöffel echtes Kakaopulver
1 Prise Chilipfeffer
1 Prise Salz
1 Eßlöffel Honig

Die Milch zum Kochen bringen, die Hitze etwas reduzieren, die Vanillestange hineingeben, fünf bis zehn Minuten leicht köcheln lassen.

Die Vanilleschote herausnehmen und das Mark herauskratzen, mit den Gewürzen und dem Kakao in ein Glas geben, die Hälfte der Milch dazugießen, gründlich vermischen und leicht mit einem Schneebesen aufschlagen.

Das Ganze zur restlichen Milch in den Topf zurückgeben, umrühren und heiß servieren.

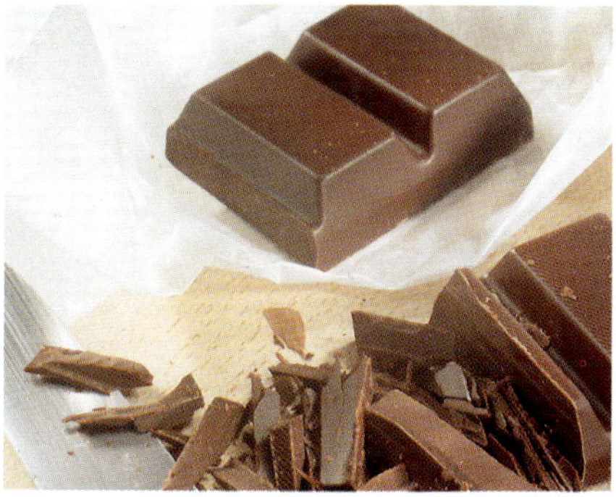

Liebeskummer oder depressiven Verstimmungen oft Erleichterung im Genuß von Schokolade, die in der Tat milde Heilmittel enthält und die Psyche stimuliert. In Verruf geraten ist Schokolade lediglich wegen ihres hohen Zuckeranteils (und Kaloriengehalts) und der damit einhergehenden Gefahr von Karies und Übergewicht.

Für ein kräftigendes Getränk können Sie Kakaopulver mit Milch aufkochen, eine Prise Anis und Chili, eine Vanilleschote, eine Stange Zimt, eine Prise gehackte Nüsse (Haselnuß und Mandel) und Pfeilwurzelmehl dazugeben. Süßen Sie nach Geschmack mit braunem Zucker.

Sennesblätter *(Cassia alata, Senna alata)*

Manchmal findet man bei uns im Blumenladen leuchtendgelb blühende und duftende Sennesblättersträucher. Sie erinnern entfernt an den Goldregen und gehören ebenfalls zu den Hülsenfrüchten. Sie wirken vor allem abführend. Traditionell wurden die frisch zerriebenen Blätter auch gegen Hautkrankheiten und der frisch gepreßte Saft gegen Leber- und Nierenerkrankungen eingesetzt. Ein Tee aus Sennesblättern aus der Apotheke genügt meist schon, um den Darm auf Trab zu bringen. Dazu brüht man einen Teelöffel Kraut pro Tasse auf. Wie bei allen Abführmitteln sollte hier nicht übertrieben werden, denn das kann zu schweren gesundheitlichen Schäden führen.

Sonnenhut *(Echinacea angustifolia)*

Der rote Sonnenhut hat bei uns in den vergangenen Jahren unter dem Namen Echinacea oder Echinacin eine steile Karriere gemacht. Seine Wirksamkeit ist seit einigen Jahren pharmakologisch einwandfrei belegt. Die auch als Igelkopf bekannte Pflanze wird bei uns inzwischen auch angebaut. Die indianischen Stämme verwenden den Sonnenhut für eine Reihe von Beschwerden: als Wundmittel, gegen Entzündungen, gegen Vergiftungen (Schlangen, Insekten) und zur allgemeinen Stärkung des Abwehrsystems.

Der rote Sonnenhut ist eines der am häufigsten eingesetzten Naturheilmittel. Es wirkt vor allem stärkend auf die Abwehrkräfte

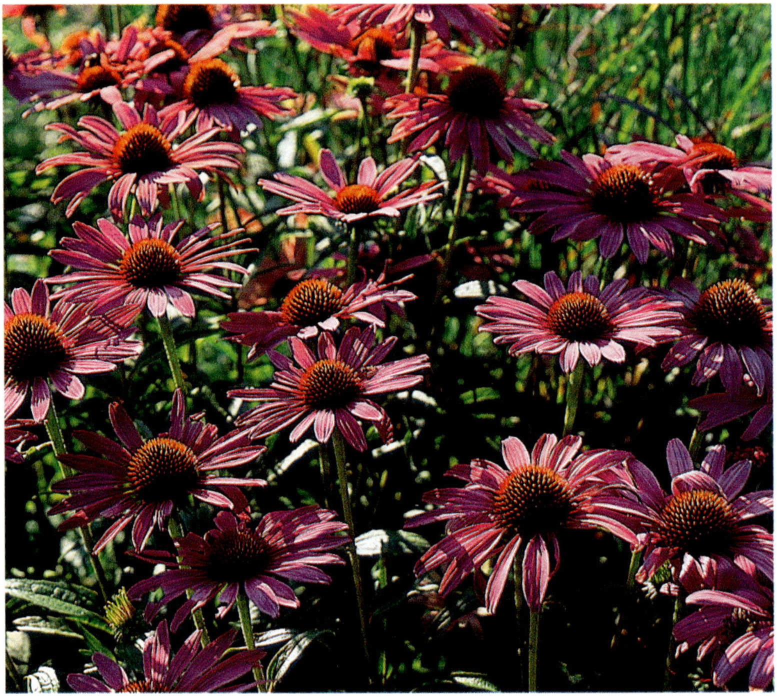

Wie kleine Sonnen leuchten die Blüten der Heilpflanze Echinacea

Echinacea ist eines der wirksamsten Heilmittel zur Stabiliserung des Immunsystems, das wir derzeit kennen.
Es gibt die Droge in der Apotheke zu kaufen. Die Fertigpräparate sind nach heutigen Erkenntnissen von ihrer Wirksamkeit her einem selbst hergestellten Tee vorzuziehen.

Echinacea-Tee für mehr Fitneß

Wasser in einem emaillierten Topf (kein Aluminium!) zum Kochen bringen und auf die Teekräuter gießen (pro Tasse Tee einen gehäuften Eßlöffel Pflanzenteile rechnen). Zehn Minuten ziehen lassen, abseihen und in kleinen Schlucken trinken. Der Tee kann auch kalt getrunken werden.

Tomate *(Lycopersicon esculentum)*

Die Tomate ist – was ihre Heilkraft angeht – lange Zeit unterschätzt worden. Gerade kürzlich wurden in ihr krebshemmende Stoffe entdeckt. Die Indianer haben die Tomate schon seit einigen tausend Jahren kultiviert. Ihr Saft wurde Genesenden verordnet. Auch gegen Schnupfen und geschwollenen Rachen empfahl man Tomatensaft. Hämorrhoiden und Hautabszesse wurden damit abgetupft. Tomatentee kochte man als Erkältungsmittel, gegen Grippe und Blasenprobleme. Die Tomate ist vitamin- und mineralstoffreich, kalorienarm und leicht verdaulich. Sie liefert dem Körper in hohem Maße lebenswichtige Stoffe.

Frische Tomaten – möglichst sonnenreife Freilandfrüchte und frisch gepreßter Saft – sollten auf dem Speiseplan stehen. Gekaufter Saft verfügt über einen sehr viel geringeren Vitalstoffgehalt. Von der Zubereitung eines Tees ist wegen zahlreicher Nebenwirkungen abzuraten.

Vanille *(Vanilla planifolia)*

Dieses beliebte und teure Gewürz gehört zur Familie der Orchideen und kommt aus Mexiko. Die Pflanze wurde schon von den Azteken hochgeschätzt, die mit dem Gewürz als Geschenk ihren Herrschern Ehre erwiesen. Ein spanischer Eroberer berichtete 1520, daß Moctezuma ein Getränk aus Schokolade und Vanille angeboten wurde – angeblich um ihn für bevorstehende erotische Abenteuer fit zu machen. Vielleicht ging es aber auch darum, daß ihn seine eigene Rache – sprichwörtlich Moctezumas oder Montezumas Rache (Durchfall) – nicht ereilte. Noch heute wird Vanille gegen Durchfall angewendet.

Die Maya schätzen Vanille auch wegen ihrer herzstärkenden Wirkung und trinken bei sexueller Erschöpfung einen Tee aus Vanilleschoten, Pfefferminzblättern und den Früchten der Balsambirne. Vanille wird übrigens bei allen Indianern wegen ihrer mild erotisierenden Wirkung geschätzt. Achten Sie immer darauf, daß Sie echte Vanille bekommen. Das bei uns normalerweise erhältliche Vanillepulver ist künstlich hergestellt.

Vanilletrank
Eine Tasse Milch mit einem Teelöffel getrockneten Vanilleschoten einige Minuten lang aufkochen, durch ein Sieb abgießen und trinken. Sie können auch Honig, etwas Kakao und Pfeilwurzmehl dazugeben.
Fertigen Vanilletee erhalten Sie im Reformhaus (von Schoenenberger).

Weide *(Salix)*

Aus der Weidenrinde stammt das Jahrhundertmedikament Aspirin – eine weitere hochpotente Arznei, die wir dem Regenwald verdanken

Der Weide haben wir eines unserer beliebtesten, gebräuchlichsten, nützlichsten und erfolgreichsten Medikamente zu verdanken: das Aspirin.

Laufend werden in der Tat neue positive Wirkungen entdeckt. Zunächst nur gegen Schmerzen und Entzündungen eingesetzt, ist die Acetylsalicylsäure eines der wichtigsten Mittel zur Vorbeugung von Herz- und Kreislaufleiden geworden.

Viele indianische Stämme nehmen einen Absud aus der Weidenrinde gegen Kopf- und Gliederschmerzen und gegen rheumatische Beschwerden ein.

Abkochungen helfen gegen Fieber und Grippe. Der Tee eignet sich als fiebersenkendes, schmerzstillendes und antirheumatisches Mittel.

Man bekommt die Weidenrinde in der Apotheke, im Reformhaus und im Kräuterhandel.

Weidenrindentee gegen Schmerzen aller Art
Ein Eßlöffel Rinde pro Becher mit kochendem Wasser übergießen, 15 bis 20 Minuten ziehen lassen, kurmäßig anwenden – kein Dauergebrauch. Für einen Absud setzt man die Rinde mit kaltem Wasser auf und kocht sie zehn Minuten aus. Der Absud soll wirkungsvoller sein.

Yamswurzel *(Dioscorea)*

Dieser Kletterpflanze verdanken wir eine der größten Erfindungen dieses Jahrhunderts: Die Yamswurzel liefert nämlich einen hormonähnlichen Grundstock für die Antibabypille. Traditionell wurde ein Yamswurzeltee bei Blasen- und Nierenstörungen eingesetzt. Er half aber auch bei Husten, Fieber und rheumatischen Beschwerden. Zur Vermeidung von Fehlgeburten wurde eine Mischung aus Yamswurzel und Ingwer als Tee getrunken. Gegen Impotenz wurde die Wurzel mit Gin angesetzt, dreimal täglich wurde ein Eßlöffel von dem Getränk eingenommen.

Selbst die vieldiskutierte Pille zur Empfängnisverhütung hat ihren Ursprung in der traditionellen Indianermedizin

Kapitel 3

Spezielle Kräuter und Rezepte aus dem Regenwald

Nachdem wir im letzten Kapitel die bekanntesten Heilpflanzen der Indianer vorgestellt haben, können wir jetzt tiefer in die Heilgeheimnisse einsteigen. Traditionell denken Naturvölker nicht rein symptomorientiert, man kann auch sagen, sie denken nicht so eindimensional wie wir. Für die Ureinwohner ist eben nicht automatisch für ein Krankheitsbild ein Heilmittel vorgesehen. Für sie hat die Krankheit andere Ursachen, die sie unter anderem in Traum und Trance erkennen. Durch spezielle Tränke und Elixiere gleiten sie in das Reich der Geister und Dämonen und sehen, an welchem Übel der Patient wirklich erkrankt ist. Die in diesem Kapitel vorgestellten Kräuter und Rezepte sind aus diesem Heilansatz heraus entstanden.

Ayahuasca – der magische Trank des Amazonas

In andere Bewußtseinszustände zu gelangen und die wahren Ursachen von Krankheiten zu erkennen ist ein wichtiger schamanischer Heilungsschritt

Das wichtigste Getränk auf dem Weg in die andere Welt ist für viele Regenwaldbewohner ein Zaubertrank aus der Ayahuasca-Liane. Sie gehört zu den heiligen Pflanzen der Indianer. Aus ihrer Rinde wird unter Zusatz anderer – auch wechselnder – Zutaten ein halluzinogener Trank gebraut. Viele Besucher des Regenwaldes – Ärzte wie Missionare – berichteten von unglaublichen Ereignissen nach dem Genuß des Tranks. Er steigere vor allem die telepathische Begabung eines Menschen. Wissenschaftler haben den Zauber nun entschlüsselt, sofern so etwas überhaupt möglich ist. Die Liane ist nicht allein ausschlaggebend für die enorme psychodelische Wir-

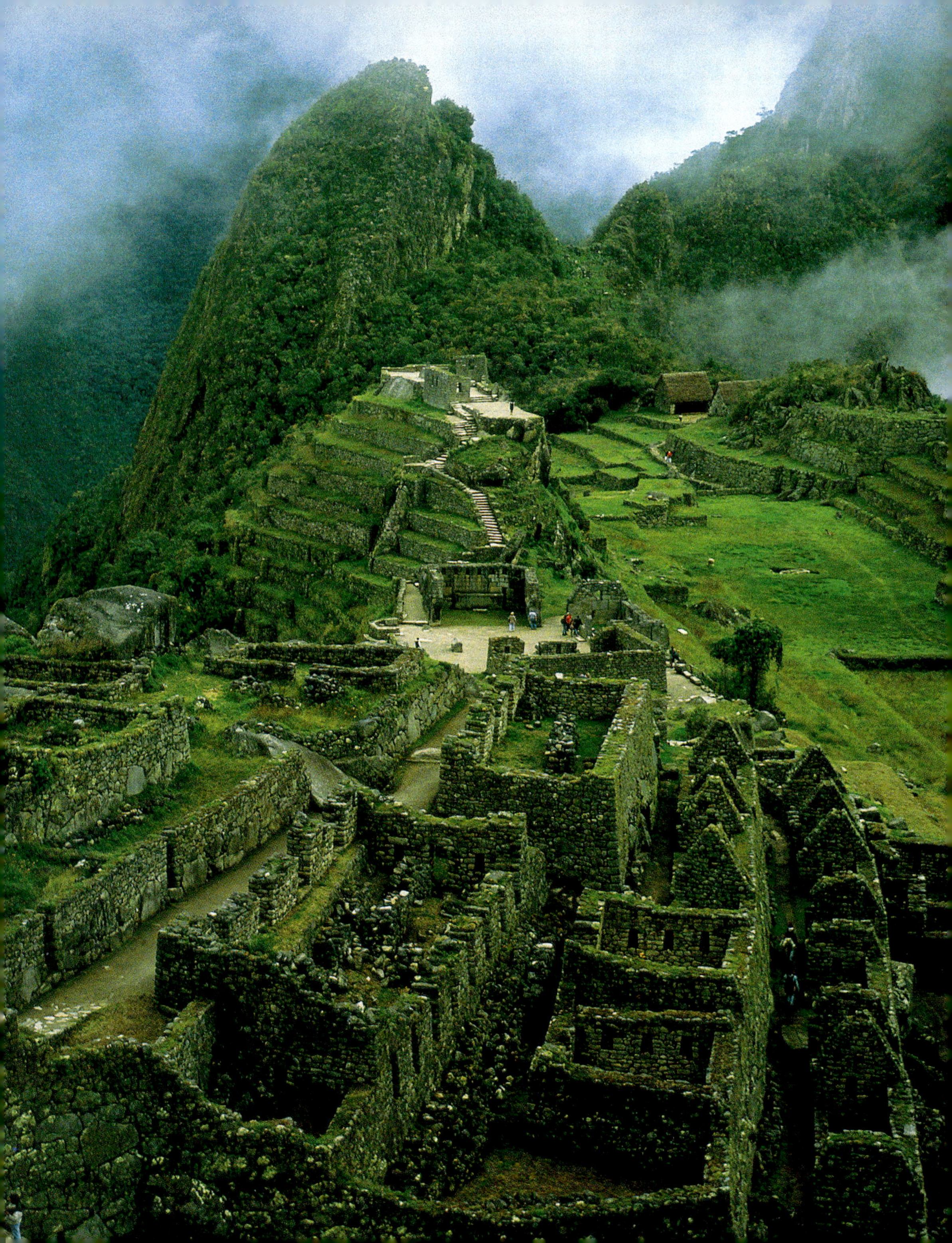

kung des Trankes, auch das zumeist beigefügte Chacruna-Kraut tut seine Wirkung. Die Inhaltsstoffe der beiden Pflanzen – die Pflanzenseelen – ergänzen sich so, daß eine Reise in die »Wahre Welt« möglich wird.
Ayahuasca ist eine der mächtigsten Instrumente des Schamanismus bei den Amazonasindianern. Ist eine bestimmte Krankheit erkannt worden, werden dem Zaubertrank noch spezielle Heilkräuter hinzugefügt. Durch heftiges Übergeben und plötzliche Durchfälle reinigt sich der Körper selbst von möglichen Krankheitserregern. Dem Trank wird aber auch eine stark aphrodisierende Wirkung zugeschrieben.

Ein Geheimnis wird patentiert

Die Zubereitung des Trankes war logischerweise früher eines der bestgehüteten Geheimnisse. Heute haben Wissenschaftler die Zusammensetzung von Ayahuasca vor kurzem in den USA zum Patent angemeldet. Was möglicherweise auf den ersten Blick wie ein Fortschritt aussieht, ist in Wahrheit eine Respektlosigkeit vor der Kultur der Indianer: Tatsächlich dürften ihre Schamanen nach Inkrafttreten des Patents ihren Trank nur noch brauen, wenn sie zuvor eine Lizenzgebühr bezahlt haben.

Pfeilscharf zur Herstellung wichtiger Arzneien

Pfeil und Bogen waren einst die wichtigsten Instrumente für die Jagd, aber ebenso zur Verteidigung gegen Eindringlinge, die man auch mit Pfeilgiften bekämpfte

Pfeilgifte gehörten im Regenwald einst zu den wichtigsten Verteidigungs- und Jagdmitteln. Der Regenwald bot den Bewohnern dazu jede Menge besonders wirksamer Giftpflanzen an. Ebenso vielfältig sind die daraus entwickelten Pfeilgifte. Ein äußerst kompliziert herzustellendes Giftgemisch wurde unter dem Namen Curare bekannt. Das läßt sich mit »Gekochter Tod« übersetzen. Je nach Stamm wird es in einer anderen Rezeptur hergestellt. Die Wirkungen der Giftmischungen müssen beeindruckend gewesen sein. Leider geht heute mit dem Einzug von Flinten und anderen Schießwerkzeugen das Wissen um die Herstellung solcher Waffen immer mehr verloren.

Eine Besonderheit: der CoD-Regenwaldtee

Die Heilkundigen des Regenwaldes heilen auch Krankheiten, die bei uns als unbesiegbar gelten – so sagt man. Der Mediziner Dr. Thomas David lernte auf seinen ausgedehnten Entdeckungsreisen in die Regenwälder viele verborgene Heilkünste kennen. Er lernte, welche Pflanzen und Tees das Immunsystem so stärken, daß der Körper sich auch bei schwersten Erkrankungen selbst helfen kann. Nach seiner Rückkehr unterzogen er und sein Forscherteam etliche Tees einer klinischen Testung an Krebspatienten, die bereits von der Schulmedizin aufgegeben worden waren. Die Lebensqualität – so berichtet er – verbesserte sich bei allen durch die maßgeschneiderte Einnahme eines Tees und durch Ernährungsanweisungen. Auch nach schweren Operationen soll dieses aufbauende Konzept gute Wirkung tun. Heute bietet Dr. David seinen CoD-Regenwaldtee, der aus verschiedenen Regenwaldkräutern zusammengesetzt ist, auch zum Verkauf in Europa an. Adressen finden Sie im Anhang (siehe Seite 93). Die empfohlene Teekur sollte jedoch auf keinen Fall ohne Beratung und Kontrolle eines Arztes vorgenommen werden. Auch kann sie schulmedizinische Behandlungen nicht ersetzen. Dr. David Thomas: »Ungeachtet der vielen positiven Erfahrungen würde ich niemals so kühn sein zu behaupten, Krebs sei dank unseres phythotherapeutischen Systems heilbar.« Es tritt aber seiner Erfahrung nach fast immer eine Besserung des Allgemeinbefindens ein.

CoD-Regenwaldtee verbessert die Lebensqualität schwerkranker Menschen und wirkt aufbauend nach schweren Operationen

Den Hauptbestandteil der Zubereitungen bilden Rinde und Holzsplitter des Kletterstrauches Strychnos toxifera. Weitere bekannte Ingredienzen sind unter vielen anderen die bei uns als Zimmerpflanze bekannte Dieffenbachie, einige Pfefferpflanzen, verschiedene Wolfsmilchgewächse und Tiergifte. Das Giftgebräu muß mittels Pfeil und Bogen mit der Blutbahn in Kontakt kommen, damit es seine lähmende Wirkung entfalten kann.

Das indianische Pfeilgift Curare wurde ebenfalls von der modernen Wissenschaft in seine einzelnen Bestandteile zerlegt. Daraus entstanden Narkosemittel, Muskelentspannungsmittel und Entkrampfungsmittel, auf die die westliche Medizin heute nicht mehr verzichten mag. Auch die Homöopathie arbeitet mit Spuren von Curare.

Guaraná – Stärkung, Schönheit und Leistung

Guaraná – der moderne Renner bei Kids, in Discos und Fitneßstudios – gilt den Indianern als Geschenk der Götter

Der Wunsch, die Leistungsfähigkeit und Stärke zu steigern, ist so alt wie die Menschheit. Solche Stärkungsmittel werden ganz besonders häufig aus den Pflanzen des Regenwaldes gewonnen. Praktisch alle diese Mittel – so der Ethnobotaniker Dr. Christian Rätsch – stammen aus der Schatztruhe des Regenwaldes: Kaffee, Tee, Kakao, Kola, Koka und Guaraná sind die bekanntesten.
Schon seit Jahrtausenden wird Guaraná (Botanischer Name: Paullinia cupana) von den Indianern des Amazonasgebietes zur Anregung der geistigen und der körperlichen Leistungsfähigkeit, bei Müdigkeit und zur Dämpfung des Hunger- und Durstgefühls eingenommen. Es dient auch als Energiequelle bei Hitze und Feuchtigkeit. Ein Tee aus der Lianenart wird unter anderem bei Migräne, bei Menstruationsdepressionen, gegen Durchfall und als Aphrodisiakum getrunken. Einen Trank aus Wasser und zermahlenen Guaranáfrüchten nahm man ursprünglich zu sich, um sich geheimes Wissen zu erschließen und zu mehr Ausdauer und Wahrnehmungskraft zu finden. Besonders wichtig war das für die Männer, wenn sie auf die Jagd gingen. Guaraná ist die stärkste Koffeindroge, die derzeit gebräuchlich ist. In bestimmten Teilen des Regenwaldes wird Guaraná so häufig verwendet wie bei uns Aspirin.
Der Hauptwirkstoff der Guaranáfrucht ist das Guaranin, eine Vorstufe des Koffeins. Auf diese Substanz wird die Verträglichkeit von Guaraná zurückgeführt. Man sagt, sie stimuliere milder, aber nachhaltiger als das Koffein aus dem Kaffee. Die Substanz soll auch für eine allgemeine Steigerung des Lebensgefühls verantwortlich sein – eine Wirkung, die heute mehr denn je gefragt ist.

Guaraná-Blutreinigungswein

Auch die Reinigung des Blutes von Schadstoffen wirkt sich positiv auf die Haut und das Allgemeinbefinden aus. Dazu eignet sich diese Mischung, die aber nicht länger als eine Woche eingenommen werden soll:

100 ml Aloe-vera-Gel
50 ml Rotwein
8 g Guaraná
4 Tropfen Melissenöl
3 Tropfen Wacholderöl
2 Tropfen Holunderöl
1 Tropfen Zitronenöl
60 ml Brennesselsaft

Aloe-vera-Gel mit dem Rotwein mischen, Guaraná dazugeben, dann die Öle und den Saft unter ständigem Rühren hinzugeben. In drei Portionen teilen und über den Tag verteilt trinken.
(nach Marc Meintrup, Mit Guaraná natürlich fit und aktiv, vgs 1998)

Geschenk der Götter

Guaraná gilt den Indianern als Geschenk der Götter. Es wird in einer aufwendigen Prozedur gewonnen, getrocknet und durch Räucherung konserviert. Bei Bedarf raspeln sich die Indianer etwas von ihren Vorräten ab und verwenden das Pulver sofort. Sie schreiben dem Pulver eine ganze Reihe von Heil- und Wunderwirkungen zu. Nachweislich stärkt es die Kondition. Überdies soll es die Konzentrationsfähigkeit unterstützen. Es wirkt unter anderem gegen Kopfschmerzen und Verdauungsprobleme.

Guaraná ist das koffeinhaltigste Mittel, das derzeit angeboten wird. Es soll vor allem die Kondition stärken

Guaranápulver oder -präparate sind bei uns frei verkäuflich – vor allem in Diskotheken oder Fitneßstudios sind sie zu bekommen. Es gibt Guaraná aber auch im Versandhandel. Man sollte allerdings recht vorsichtig damit umgehen. Kritiker sagen, man könnte zur

Besonders die Konzentration wird durch die Einnahme von Guaraná gepuscht, darüber hinaus hat es eine Vielzahl anderer positiver Wirkungen

Guaraná-Cocktail – Fitness für den Kopf
Alle Zutaten erhalten Sie in Apotheke und Reformhaus:

6 g Guaraná
200 ml Aloe-vera-Saft
11 ml Ginsengextrakt
7 ml Ginkgo
1 ml Bohnenkrautöl
2 ml Weihrauchöl
1 ml Ysopöl
4 g Gelée Royale
3 ml Lecithin
1 ml Basilikumöl
100 ml Weizengrassaft

Guaraná mit dem Aloe-vera-Saft verrühren, die weiteren Zutaten in der angegebenen Reihenfolge hinzurühren. Das Getränk ist besonders für schnelles und konzentriertes Lernen geeignet.

Guaraná-Schönheitselixier
Guaraná gilt ebenfalls als wirksames Schönheitsmittel.
Für eine reine Haut soll dieses Rezept sorgen:

20 g Rosmarinhonig
3 Tropfen Tangerineöl
4 Tropfen Tonkaöl
2 g Gelée Royale
6 Tropfen Propolisauszug
4 g Guaraná

Alle Zutaten in den Honig einrühren, in drei Portionen teilen und vor den Hauptmahlzeiten einnehmen. Pickel, Knötchen und Mitesser sollen bei einer vierwöchigen Kur verschwinden.

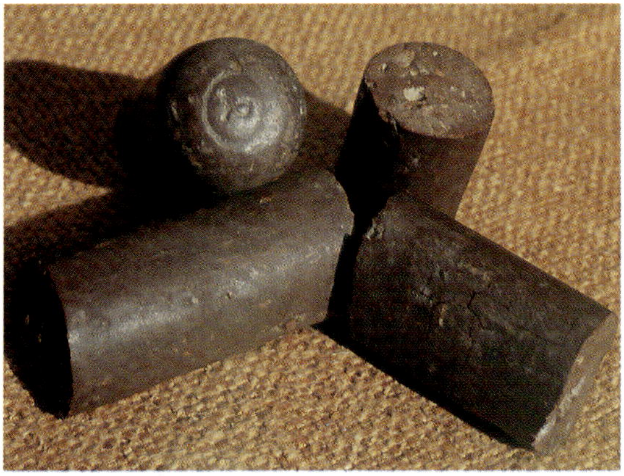

Steigerung von Leistung und Konzentration genausogut konzentrierten Espresso trinken.
Für viele Bewohner des Regenwaldes ist Guaraná jedoch ein unverzichtbarer Bestandteil ihres Alltags. Es wird häufig mit anderen Heilpflanzen kombiniert und nicht selten erfolgt vorher oder gleichzeitig eine Entgiftung des Körpers. Dafür wird beispielsweise die Ölschlürfmethode verwendet: Ein Teelöffel einer Mischung aus kaltgepreßtem Kürbiskernöl und dem Öl einer bestimmten Sonnenblumenart wird etwa eine Viertelstunde lang (anfangs kürzer wegen des gewöhnungsbedürftigen Geschmacks) im Mund hin und herbewegt. Über die Mundschleimhaut werden Gifte aus dem Körper entzogen und dadurch der gesamte Stoffwechsel aktiviert. Danach wird das Gemisch ausgespuckt. Gleichzeitig empfiehlt sich eine Ernährungsumstellung. Die Indianer verbinden die Einnahme von Guaraná fast immer auch mit Meditationen oder Suggestionsübungen.

Guaraná enthält mehr Koffein als Kaffee

Mit Räucherungen in die Nähe der Götter gelangen

Fast alle Völker des Regenwaldes verfügen über eine Vielzahl von Rezepten für Räucherungen, die vor allem bei rituellen Zeremonien und Festen angewendet werden. Als Räucherstoffe werden insbesondere Pflanzenteile verwendet, die angenehm duften oder eine berauschende Wirkung haben. Sie gelten als Bindeglied zwischen den Menschen und dem Himmel und sollen das Tor in die andere Wirklichkeit öffnen helfen. Aus dem Räuchern leitet sich das Rauchen ab.
Zu den wichtigsten Räucherstoffen des amerikanischen Regenwaldes zählen Koka, Copal, Guajak, Kakao, Kaneel, Perubalsam, Stechapfel, Tolubalsam und Tabak. Das indianische Copal wird von den Maya »Gehirn des Himmels« genannt. Es ist ihr wichtig-

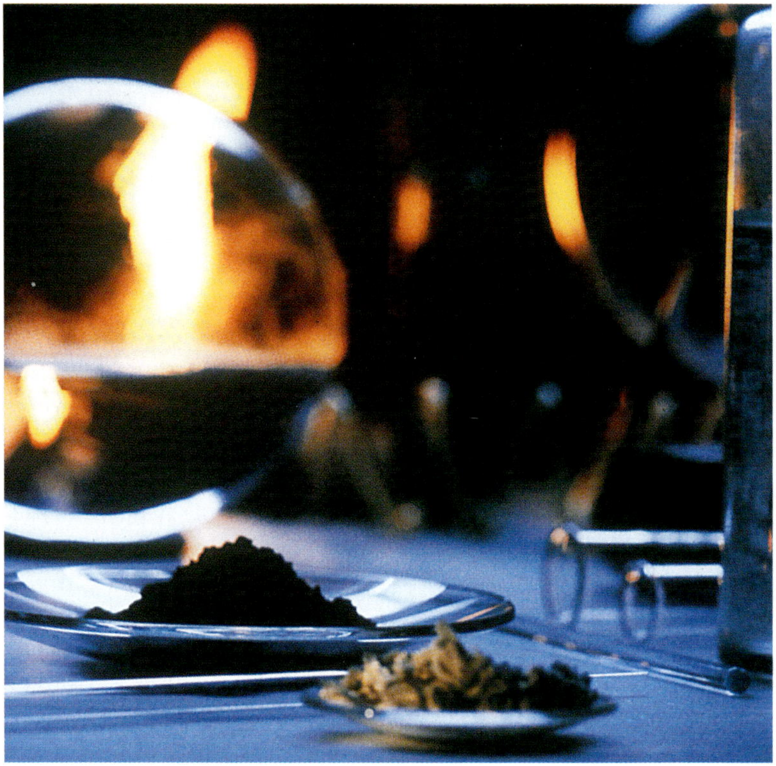

Räucherungen haben eine direkte Wirkung auf das zentrale Nervensystem

ster Räucherstoff für rituelle, magische und medizinische Zeremonien. Es soll auch den »bösen Blick« abwenden. In der Regenwaldmedizin wird das Harz des Copalbaumes äußerlich gegen Ausschläge und Entzündungen eingesetzt.

Räucherungen zur Steigerung der Liebeslust

Zahlreiche Rauchmischungen und Duftstoffe werden auch verwendet, weil sie die Sinnlichkeit fördern. Sie wirken über die Nasenschleimhäute und regen die Sexualität an. In den traditionellen Mischungen sind nicht selten auch rauscherzeugende Drogen enthalten, die man in einer Pfeife raucht.

Wer nur von den Düften profitieren möchte, kann sich im Bioladen, in der esoterischen Buchhandlung oder im Asienshop Räucherstäbchen oder Räucherpulver mit unterschiedlichen Pflanzenbeimischungen kaufen. Diese erfüllen die Wohnung mit erotisierenden und anregenden Düften.

Von der Aromalampe zur traditionellen Räucherung

Anstatt fertiger Räucherstäbchen oder -pulver können Sie sich auch eine Aromalampe kaufen, in der Sie ätherische Öle verdampfen lassen. Es gibt sie inzwischen in vielen Formen, Materialien und Macharten. In die Schale geben Sie fünf bis zehn Tropfen ätherisches Öl und etwas Wasser. Dann zünden Sie die Kerze an, und schon verbreitet sich der Duft im Raum.

Eine spezielle Regenwaldmischung können Sie sich aus den folgenden Ölen zusammenstellen: Vanilleöl, Pimentöl, Perubalsamöl, Muskatellersalbeiöl, Pfefferöl oder Zitronenöl. Eine milde Rauchmischung besteht aus vier Teilen Damianakraut, einem Teil Lobelienkraut, vier Teilen Passiflorablättern und zwei Teilen Pfefferminzkraut. Die Teile werden gemischt und als Zigarette gedreht geraucht. Für richtige Räucherungen benötigt man eine Rauchschale (die es auch in esoterischen Läden zu kaufen gibt) über einem (Holzkohlen-)Feuer.

Durch die berauschenden Bestandteile des Rauches versetzen sich die Indianer in spirituelle Schwingungen

Das Räuchern mit bestimmten Stoffen kann dazu beitragen, negative Schwingungen und Gefühle aufzulösen. Eine solche spirituelle Reinigung wird beispielsweise durch Basilikum, Rosmarin, Engelwurz, Nelken und Wacholder unterstützt.

Kapitel 4

Mate, Lapacho und Essiac – die Universalheiler der Indianer

Mate, Lapacho und Essiac haben in den letzten Jahren auch in Europa viele Anhänger gefunden. Da sie durch ihre vielfältigen Heilwirkungen für allerlei Beschwerden eingesetzt werden können, sind sie in Südamerika seit langem Bestandteil einer jeden guten Hausapotheke.

Mate – das grüne Gold der Indios

Das Lebenselixier der Indios ist Mate. Schon vor vielen tausend Jahren wurde Mate in Südamerika angebaut.

Die Blätter wurden vermutlich zusammen mit Kokablättern gekaut. Heute wird Mate hauptsächlich als Tee genossen, in weiten Teilen Südamerikas, vor allem in Argentinien, ist es ein Nationalgetränk, das einen ebenso hohen Stellenwert wie bei uns der Kaffee innehat. Jeder Besucher erhält dort als erstes einen Matetee gereicht. Diese Teezeremonie geschieht ohne Hast, Friedlichkeit und Ruhe kehren ein.

Der Absud wird aber auch medizinisch gegen allerlei Zipperlein und Beschwerden eingesetzt. Oft wird er dazu mit anderen Heilkräutern versetzt.

Es waren die Missionare, die für einen systematischen Anbau des Matetees sorgten. In Spanien gewann der Tee bald große Beliebtheit, man nannte ihn Yerba- oder Jesuiten-Tee. Bereits vor 250 Jahren entwickelte sich ein blühender Handel mit dem Kraut, der gerade seinen Höhepunkt erreicht.

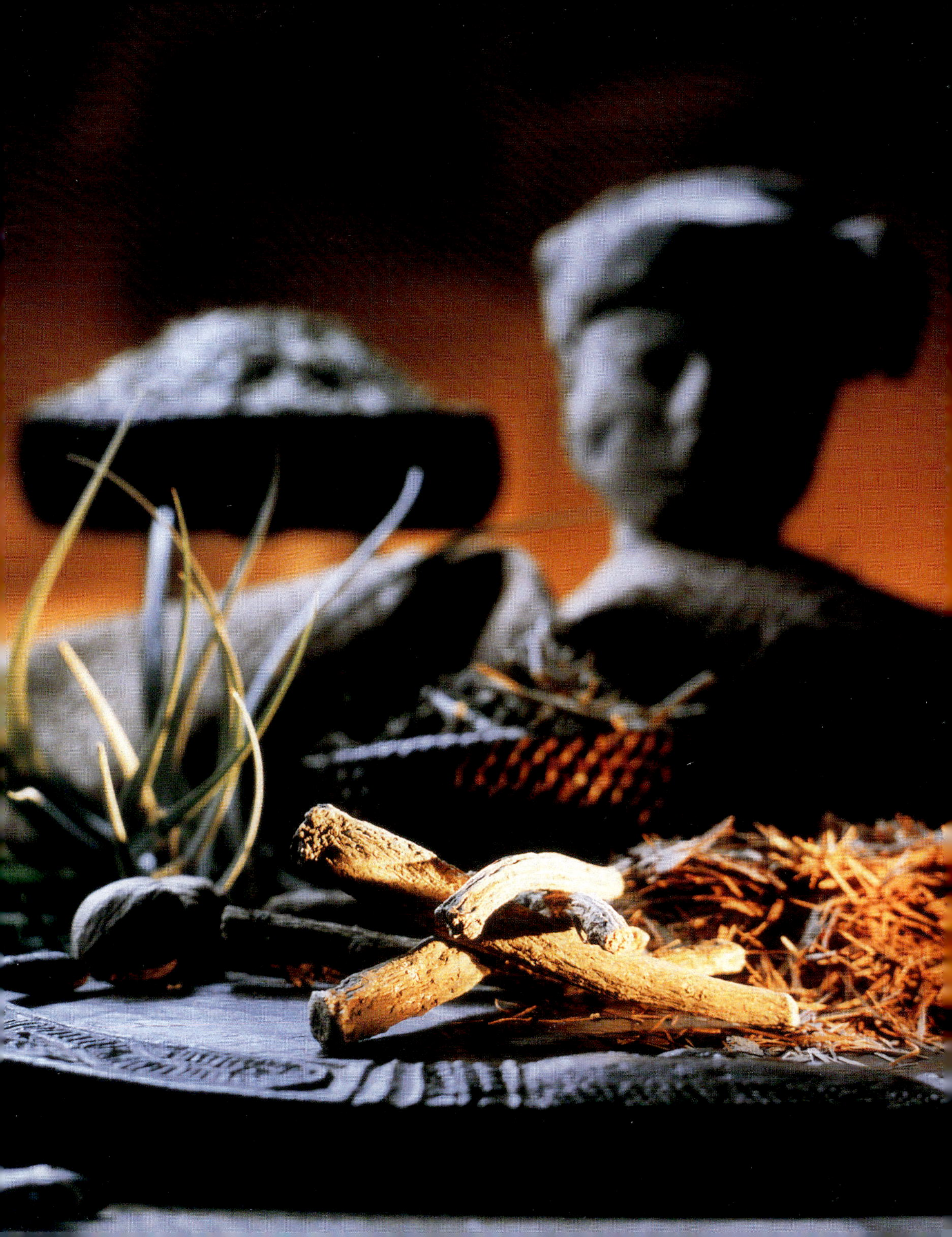

Der Powertrunk der Gauchos

Matetee gilt als das grüne Gold der Indios und soll zu ihrer sprichwörtlichen Vitalität und Leistungsfähigkeit erheblich beitragen. Die immergrüne Stammpflanze (botanischer Name: Ilex paraguariensis) wurde schon im alten Amerika als anregendes, vitaminreiches Getränk zubereitet. Bei uns heißt heute der Tee Mate, für die Indios ist *mati* der kleine Flaschenkürbis, aus dem der Tee genossen wurde. Auch heute noch wird der Tee in ähnlicher Weise getrunken: durch ein löffelartiges, meist silbernes Röhrchen, an dessen Ende sich ein winziges Sieb befindet.

Für den Tee werden ausschließlich die Blätter junger Bäume oder Sträucher gesammelt. Zwischen einer Pflückung und der nächsten bleibt dem Gewächs eine einjährige Ruhepause. Die Blätter werden vom Stamm geschlagen, dann auf Hürden luftgetrocknet oder auch über dem Feuer gedörrt und oft noch mit Holzkeulen zerstampft.

Die Beliebtheit des Matetees erklärt sich zweifellos aus seiner anregenden Wirkung. Er erweist sich als kraftspendend bei geistiger und körperlicher Ermüdung. Für die Indios hat der Genuß noch einen weiteren Grund: Matetee dämpft das Hungergefühl. Das hat sich in Zeiten großer Hitze oder von Nahrungsknappheit als überlebenswichtig erwiesen.

Bei uns erhoffen sich viele Anwender, daß der Matetee ihren Hunger dämpft und das Abnehmen erleichtert

Diese Eigenschaft wird heute auch bei uns von vielen Teetrinkern geschätzt. Denn wer schlank bleiben oder werden will, kann mit Mate auf natürliche und bequeme Weise das quälende Hungergefühl dämpfen.

Mate wirkt zudem etwas abführend und harntreibend.

So wird der Tee zubereitet

Getrocknete Mateblätter mit kochendem Wasser übergießen, fünf Minuten ziehen lassen, dann abseihen. Je länger der Tee zieht, desto stärker wirkt er. Die Blätter können durchaus ein zweites Mal verwendet werden. Nach Geschmack mit Zitronensaft und Ahornsirup vermischen. Matetee wird in Apotheken, Reformhäusern, Drogerien, Tee- und Kräuterläden lose und im Teebeutel angeboten.

Aromatisierte Mateteemischungen zum Kaufen

Im Reformhaus erhalten Sie wunderbare Teemischungen, wie Sie sie besser nicht selbst mischen können (alle von Schoenenberger).
Mate »Lemon«: Zitronellgras und Sonnenblumenblüten geben diesem Matetee eine angenehm säuerliche Variante.
Mate »Earl-Grey«: Das typische Aroma dieser Mischung stammt von Zitronellgras und Kornblumenblüten.
Mate »Schoko«: Kakaobohnen, Mandelstücke, Kaktusblüten und Schokoaroma geben diesem Tee aus gerösteten Mateblättern eine ganz besonders exotische Note.

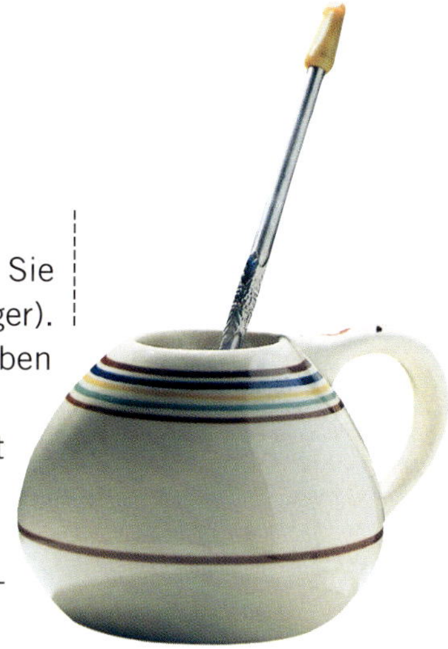

Aus diesem Spezialgefäß genießen die Indios das kraftspendende grüne Gold ihrer Heimat

Mategewürztee
Geröstete Mateblätter, Kakaoschalen, Guaranásamen, Colasamen, Zimt, Piment, Sternanis, Minzenmischung und Nelken ergeben zusammen eine köstlich-exotische Teemischung. Sie muß fünf Minuten ziehen und kann nach Belieben gesüßt werden. Den »Fermate-Kräuter-Gewürztee« gibt es als fertige Mischung von Salus im Reformhaus.

Lapachotee – ein kleines Heilwunder

In der südamerikanischen Volksmedizin hat der Lapachotee seinen angestammten Platz. Gelegentlich wird er auch Inkatee genannt. Für den Tee werden Holz, Rinde und frisches Kraut verschiedener Tabebuia-Bäume verwendet. Diese Bäume werden in den höheren Regionen der Anden bis zu 700 Jahre alt.
Die Rinde des Lapachobaumes war bereits bei den Wikingern bekannt. Sie tauschten sie gegen Edelsteine ein und brachten das kleine Heilwunder so nach Europa. Weiterhin wird berichtet, daß ein russischer Zar durch den Genuß von einer Tasse Lapachotee am Tag 130 Jahre alt geworden sein soll. Von einem Abt aus einem mazedonischen Kloster liegt ein Nachweis von 1305 vor, daß der Tee in dieser Zeit in Europa und im Orient bei vielen gesundheitli-

chen Problemen verordnet wurde. Auch der berühmte Bergsteiger Luis Trenker soll immer einen Beutel Lapachotee bei sich gehabt haben, den er den »Schatz der Inkas« nannte.

Power für die Körperabwehr

Darauf können andere Heilmittel neidisch sein: Der Lapachotee erhält von der Wissenschaft nur gute Noten für seine erstaunlichen Wirkungen

Der Rinde des Baumes werden erstaunliche positive Wirkungen auf unsere Gesundheit nachgesagt. Der Tee wird gegen Infekte, Bronchitis, Asthma, Magenbeschwerden bis hin zur Krebsbehandlung eingesetzt. Außerdem wirkt die Rinde entzündungshemmend. Wissenschaftliche Untersuchungen an Universitäten auf der ganzen Welt haben übereinstimmend ergeben, daß bereits durch die Einnahme geringer Mengen Lapachotee die Abwehrkräfte nachhaltig gestärkt werden können. Die Liste der Wirkstoffe in der Rinde liest sich wie ein »Who's who« der Immunstimulanzien: Bioaktive Stoffe wie Katechine, (Tannine), Saponine und Bioflavonoide sind bekannt für ihre Unterstützung des Stoffwechsels, Immunmodulatoren wie die Chinone (z. B. Lapachol) unterstützen schon in unwahrscheinlich kleinen Mengen das Abwehrsystem. Lapachoexperten glauben, daß der Tee deshalb auch das Wachstum von Tumoren hemmen kann. Es gibt also nicht nur einen Wunderwirkstoff in der Rinde »des göttlichen Baumes«, seine umfassende Heilkraft ergibt sich aus der Gesamtheit und einmaligen Zusammensetzung der Wirkstoffe. Würden einzelne Komponenten isoliert angeboten, wäre es höchstwahrscheinlich vorbei mit der Wirkung.

Lapacho kann als Haustee auch regelmäßig getrunken werden, solange Appetit darauf vorhanden ist. Negative Wirkungen des Tees sind bislang unbekannt. Überdosierungen sollten wie bei allen wirksamen Heiltees dennoch grundsätzlich vermieden werden.

So wird der Tee zubereitet

Wichtige Voraussetzungen: Verwenden Sie für den Tee keinen Topf aus Aluminium oder Zinn. Diese Materialien sind besser: Glas, Gußeisen, Keramik, Porzellan, Stahl oder Ton. Lagern Sie den Tee nicht in Plastik, und rühren Sie ihn auch nicht mit Plastiklöffeln um. Es kann sonst zu Wirkungsabschwächungen kommen.

Gesunde Lapachomischungen

- **Erkältungskiller:** Den Tee wie oben beschrieben zubereiten, pro Liter Tee zwei Messerspitzen Ingwerwurzel, eine Prise Cayennepfeffer und den Saft einer Zitrone hinzugeben. Bei den ersten Anzeichen einer Erkältung warm trinken. Wirkt schnell und nachhaltig. Ebenso wie bei unserem heimischen Holundertee kommt man schnell ins Schwitzen, das erhöht die Aktivität der Enzyme, die gegen die Krankheitserreger aktiv werden.
- **Lustbringer:** Tee normal zubereiten. Während er zieht, den Inhalt einer ganzen Vanilleschote zusammen mit einem gehäuften Eßlöffel Orangeat und Zitronat sowie einigen Gewürznelken dazugeben. Bevor Sie den Tee dem Liebsten oder der Liebsten servieren, verzieren Sie ihn noch mit einer Sahnehaube. Wirkt angenehm erotisierend.
- **Lapacho auf brasilianische Art:** Tee wie gewohnt zubereiten, doch statt Wasser trockenen Weißwein verwenden. Nach dem Abkühlen nach Geschmack Orangensaft dazugeben. Walter Lübeck berichtet in seinem Buch »Heilen mit Lapachotee« von einem brasilianischen Arzt, der seinem krebskranken Bruder diese Teeversion zu trinken gab. Der aufgegebene Patient soll nach einem Monat wieder auf den Beinen gewesen sein.

Erotikum, Erkältungskiller, Lebensretter – Lapacho gilt als eines der Heilwunder unter den Regenwaldmitteln

Wasser in einem Topf zum Kochen bringen. Pro Liter zwei leicht gehäufte Eßlöffel Lapachorinde in das sprudelnde Wasser geben, auf kleiner Stufe zugedeckt etwa fünf Minuten sprudeln lassen. Stellen Sie den Tee zur Seite, und lassen Sie ihn 15 bis 20 Minuten ziehen. Nun den Tee durch ein Sieb, einen Filter oder ein Mulltuch in ein geeignetes Vorratsgefäß gießen.
Die Rindenteilchen sollten aus der Flüssigkeit herausgesiebt sein, sonst wird der Tee leicht bitter. Der Tee schmeckt auch kalt und entfaltet so gleichermaßen seine Wirkung.

Lapachotee ist nichts anderes als die zermahlene innere Rinde des Baumes

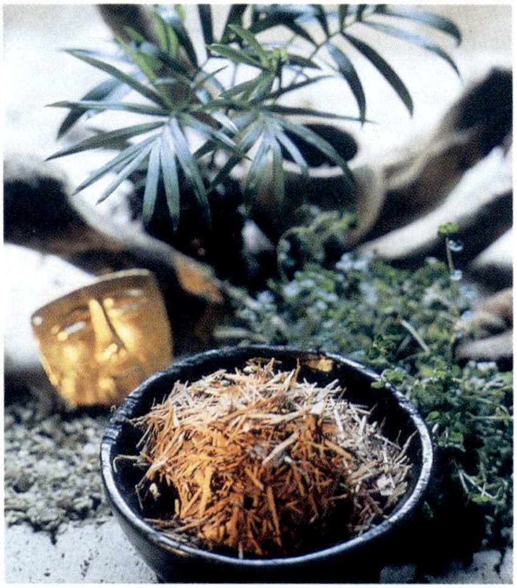

San Lapacho aus der Apotheke

In Reformhaus und Apotheke werden heute fertige Lapachotees verkauft. Lapachorinde gibt es auch im Versand zu bestellen (Adressen siehe Seite 93). Relativ neu in der Apotheke ist der San-Lapacho-Tee. Er enthält zusätzlich noch Kalium, Kalzium und Eisen, Mineralstoffe und die Vitamin-C-reiche Hagebutte. Er wird in Teebeuteln angeboten (am besten fünf Minuten ziehen lassen) und gilt als »ökologisch korrekt«, denn die Bäume werden in großen Plantagen gezogen und besonders schonend geerntet. Die Rinde wird vorsichtig abgezogen, damit sie wieder nachwächst und der Baum sich weiter entwickeln kann.

Essiactee macht medizinische Karriere

Die nach ihrer Protagonistin René Caisse Essiac benannte Kräutermischung stammt wahrscheinlich von einem Indianerstamm, der im kanadischen Seengebiet lebt. Sie enthält die Pflanzen Große Klette, Kleiner Sauerampfer, Medizinalrhabarber und Rotulme, die den Körper bei der Stärkung seines Immunsystems unterstützen und die Funktion der Organe stärken. Sie werden auch bei anderen Indianerstämmen eingesetzt.

Die Krankenschwester René Caisse erfuhr 1922, daß diese Mischung nach indianischer Tradition gegen Krebs eingesetzt würde. Sie übernahm das Rezept in ihre tägliche Praxis und behandelte unter der Aufsicht von Ärzten eine große Reihe krebskranker Patienten mit durchschlagendem Erfolg. Doch ebenso wie andere ernst zu nehmende Heilkundige wurde sie nicht müde zu erwähnen, daß auch Essiac kein Wunderheilmittel sei und daß die Krebsvorbeugung und -behandlung durch Streßmanagement und gesunde Lebensführung immer noch das beste Heilmittel sei. Ihre Rezeptur übergab sie 1978 – dem Jahr ihres Todes – an die Resperin Corporation.

Der heilige Trank Utinam
Der Verkauf eines indianischen Tees, der »Original Indian Essence«, hat inzwischen ein Heilzentrum für Indianer in Kanada finanziert. Heilbehandlungen und Ausbildung in traditioneller indianischer Medizin sollen hier angeboten werden. Der Trank wird bei uns von der Indian Wisdom Foundation vertrieben, die 1995 das Originalrezept von den Heilkundigen bekamen (Bezugsquelle auf Seite 93). Der Sud, der unter anderem aus Kletten- und Rharbarberwurzel, Kleinem Sauerampfer, Ulmenrinde und Brunnenkresse besteht – also dem Essiac nicht unähnlich ist – soll den Körper entschlacken und den Geist reinigen.
Er bringt – so sagt die indianische Überlieferung – den Menschen wieder in Übereinstimmung mit dem »Großen Geist«, man könnte wohl auch sagen, dem »Großen Ganzen«. Etwas, was die »Eroberer« der Neuen Welt heute dringend nötig haben.

So wird der Tee zubereitet

Die Zubereitung des Essiactees zu Hause ist ziemlich umständlich, zudem sind die einzelnen Bestandteile nicht alle bei uns erhältlich. So werden etwa geschnittene Klettenwurzel, – 500 Gramm Kleiner Sauerampfer (Pulver), 125 Gramm Rinde der Rotulme (Pulver) sowie 31 Gramm Medizinalrhabarberwurzel benötigt und in einer recht aufwendigen Prozedur zubereitet. Die getrockneten Zutaten müssen gut gemischt, die gewünschte Menge abgemessen werden. Je nach der zu behandelnden Krankheit wird der Tee einmal oder mehrmals täglich verdünnt oder unverdünnt getrunken. Manchmal werden auch noch weitere Kräuter hinzugefügt, wie etwa Löwenzahnwurzel, Königskerze oder Fenchelsamen.
In den USA ist Essiac als fertige Mischung in verschiedenen Präparaten erhältlich. Entsprechende Bezugsquellen finden sich auf Seite 93.

Essiactee ist sehr umständlich zuzubereiten, deshalb bezieht man ihn besser fertig

Kapitel 5

Wege zur inneren Weisheit

Immer wiederkehrende Zeremonien und Rituale sind ein wichtiger Schritt, um die Harmonie wiederherzustellen und sich innerlich zu reinigen

Die indianische Medizin sieht den Kosmos als ein einziges großes Haus an, in dem alles seinen Sinn hat und durch ein feinausgewogenes System alles miteinander harmoniert. Dem Ganzen wohnt eine göttliche Kraft inne, jedes einzelne Lebewesen, jedes Ding ist davon beseelt: Menschen, Tiere, Pflanzen, Sterne, Wasser, Wellen, Sand und Wolken. Die indianischen Heilmaßnahmen haben alle das Ziel, diese göttliche Ordnung wiederherzustellen. Ein wichtiger Bestandteil dieser Zeremonien ist deshalb auch die rituelle Reinigung und die Erweiterung des Bewußtseins für höhere Mächte sowie die Eingebundenheit eines jeden einzelnen Menschen in das große Rad des Universums. Dazu gehören viele über Generationen weitergegebene Zeremonien, die von Heilkundigen initiiert werden, Traumdeutung, Meditationen und geistige Versenkung. Ebenso häufig und weit verbreitet sind die Rauch- und Räucherzeremonien. Meist werden verschiedene Elemente gleichzeitig oder nacheinander zelebriert. Nicht selten dauern die Heilungszeremonien mehrere Tage an, viele wichtige Handlungen finden bei Nacht statt.

Heilende Rituale

Menschen brauchen Rituale, um gesund zu bleiben. Sie bieten uns eine Art Gerüst in den vielfältigen Anforderungen des Lebens. Leider haben wir in der westlichen Zivilisation den größten Teil unserer alten Rituale – und dabei vor allem die spirituellen – wegrationalisiert. Das Bewußtsein von der inneren Verbindung zwischen Himmel und Erde und davon, daß wir nur kleine Rädchen im

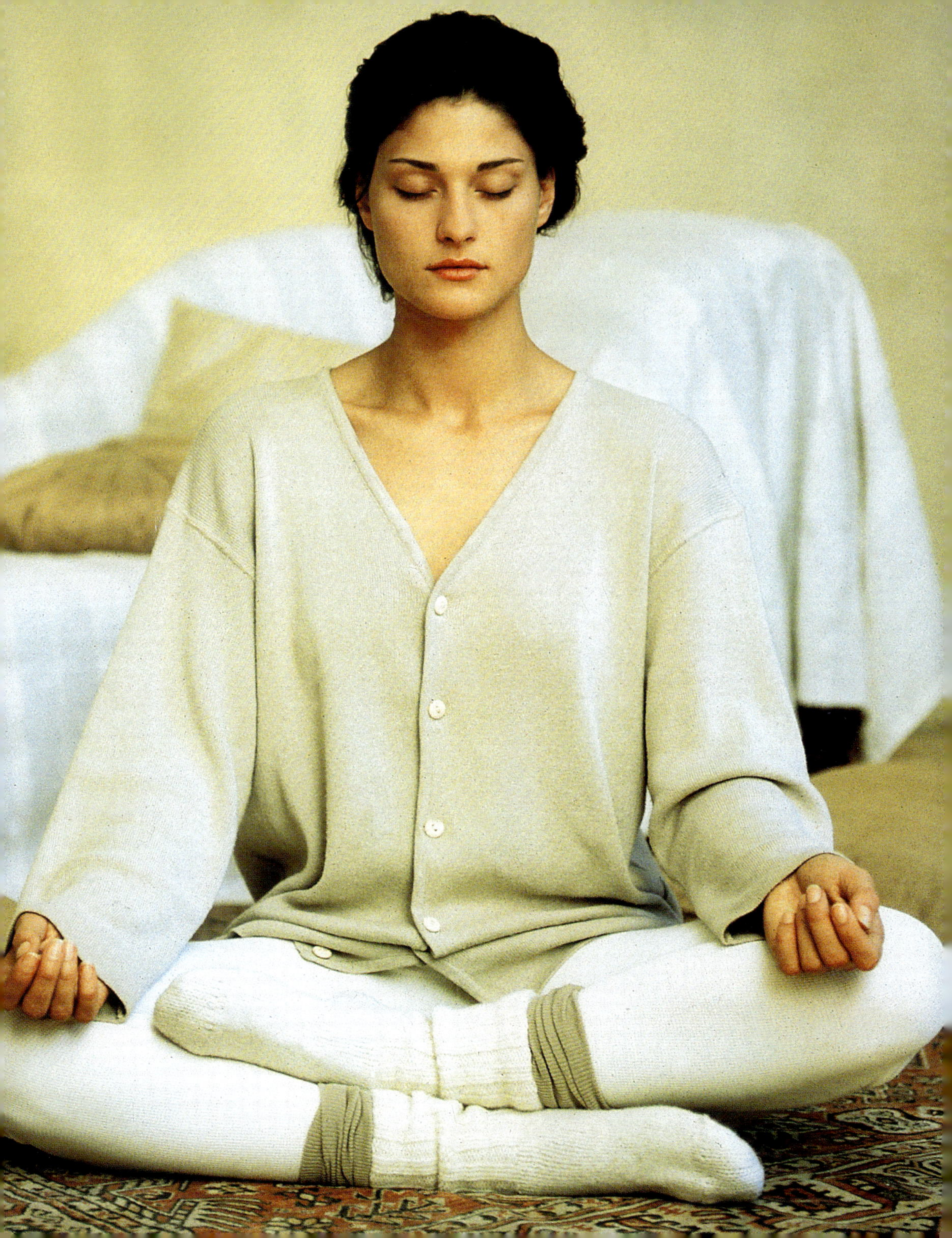

großen Ganzen sind, ist den meisten von uns verlorengegangen. Das hat zur Auflösung von festen Strukturen geführt und die Menschen vereinzelt oder gar vereinsamt zurückgelassen. Das ist auch einer der Hauptgründe dafür, warum sich viele von uns so sehr für andere Kulturen und Traditionen interessieren. In unserer modernen Verlorenheit klammern wir uns an die noch lebendigen Wurzeln anderer Völker, die uns eigentlich nicht gehören, anstatt uns auf unsere eigenen Wurzeln und Rituale zu besinnen.

Rituale sind Wegweiser

Rituale und spirituelle Zeremonien prägen das Gesicht der indianischen Medizin auch heute noch – völlig unabhängig davon, in welchem Stamm sie praktiziert werden und ob es sich um nordamerikanische oder südamerikanische Indianer handelt. Sie begleiten die Menschen in allen wichtigen und kritischen Phasen ihres Lebens. Sie sollen Krisen »abfedern«, Übergänge erleichtern und einen höheren Sinn in vielen Dingen und Ereignissen des Lebens verdeutlichen. »Denn Rituale bringen die heilige Ur-Zeit mit ihrer besonderen Gnade zurück. Dadurch verleihen sie Krisen einen Sinn und geben ihnen einen anerkannten Platz im menschlichen Bewußtsein. Darüber hinaus sollen Rituale Lebenskrisen durch die Aktivierung der seelischen und körperlichen Selbstheilungskräfte im Menschen bewältigen und überwinden helfen und so zur Heilung von Körper, Seele und Geist beitragen«, schreibt der Anglistik-Professor Rudolf Kaiser.

Wir haben unsere heilenden und stützenden Rituale abgeschafft und leiden nun darunter, daß uns der Halt fehlt

Sie sind Wegweiser, die uns in der richtigen Spur des Lebens halten sollen.

Außerdem finden solche Rituale fast immer in der Gemeinschaft statt und geben den Betroffenen so auch soziale Stärkung. Sie drücken überdies das Wissen der Gemeinschaft von der Natur und ihren Zusammenhängen aus.

Rituale liefern Bilder, Gestalten, Zeichen, Symbole, in denen sich die ganzheitlichen Kräfte der Natur und damit auch des Menschen vereinigen. Wer sich an den Riten orientiert, findet immer Halt, wer von ihnen abweicht, ist verloren.

Die eigenen Wurzeln wiederentdecken

Wir sollten uns wieder auf unsere alten Rituale besinnen oder auch neue, zeitgemäße schaffen. Wir können uns dabei an anderen Kulturen orientieren, an der Klugheit ihrer Überlieferungen wachsen und von ihnen lernen, sollten aber nie unsere eigenen Wurzeln verleugnen oder belächeln. Wir leben in einer anderen Welt, und in diese passen eigentlich weder tibetische noch ayurvedische noch indianische Strukturen. Die Suche nach einem tieferen Sinn in unserem Leben darf keine Folkloreshow werden. Die Suche muß in uns selbst beginnen. Denn da schlummern alle Antworten. Und hierin liegt letztendlich auch das Geheimnis der anderen Kulturen.

Schwitzhütten – Befreiung von Ballast

Schwitzhütten sind bei vielen indianischen Stämmen ein wichtiger Bestandteil der Heilungszeremonien oder bei deren Vorbereitung. Sie können von Kultur zu Kultur etwas unterschiedlich aussehen, sind jedoch immer mit den gleichen Ritualen verbunden. Mit unserer Sauna haben sie außer der in ihnen herrschenden Hitze wenig gemein – diese werden schließlich als Freizeitvergnügen und nicht für spirituelle Handlungen aufgesucht. Dennoch ähneln sich gewisse Dinge: Auch unsere Sauna wird traditionell mit heißen Steinen geheizt, die von Zeit zu Zeit mit kräutergetränktem Wasser übergossen werden können. Inzwischen gibt es auch Kräuterdampfsaunen für den Hausgebrauch, die man zur Vorbeugung von Krankheiten und auch zum Meditieren aufsuchen kann.

Die Schwitzhütte erfüllt bei den Indianern eine doppelte Funktion: Sie wird für heilende Schwitzkuren – zum Beispiel bei Atemwegserkrankungen oder Rheuma – genutzt. Sie dient aber auch als Schauplatz für manchmal nächtelange Zeremonien, die geistige und körperliche Reinigung und Läuterung bewirken sollen. Sie soll die rituelle Bewußtseinserweiterung fördern, die Heilung von Krankheiten vorantreiben und Feste oder religiöse Zeremonien vorbereiten. An einer Schwitzhüttenzeremonie nimmt man auf Einladung eines Heilers teil. Denn die Schwitzhütte gilt als magischer Ort, an dem viele mächtige Kräfte wirken. Unter anderem symbolisiert sie den wärmenden und schützenden Mutterleib. Insofern wird auch der Platz, an dem eine solche Hütte steht, nach übergeordneten Prinzipien ausgesucht. Nicht selten spielen bei Schwitzhüttenzeremonien auch bewußtseinserweiternde Drogen eine wichtige Rolle. Wer einmal an einer solchen Zeremonie teilgenommen hat, sagt, daß sie sich kaum beschreiben läßt.

Das Schwitzhüttenritual

Eine Schwitzhütte besteht meist aus kreisförmig in die Erde gesteckten Weidenstäben und vielen Lagen Wolldecken oder Fellen. Es herrscht absolute Dunkelheit in der Hütte. Aufgeheizt wird der Raum, in dem man oft nur gebückt sitzen kann, mit glühenden Steinen, die in einem Loch im Boden der Hütte liegen. Die Steine werden über einem Feuer vor der Hütte erhitzt und in die Grube gelegt. Wenn Wasser darüber gegossen wird, füllen ungeheure Dampfschwaden den Raum. Die Hitze kann unglaublich stark, fast unerträglich werden. Rituelle Vorschriften legen fest, wie man sich in der Hütte verhält, wie man raucht, singt oder betet. Oft stehen die Schwitzhüttenrituale in Zusammenhang mit anderen Festen oder Zeremonien, die sie vorbereiten sollen.

Schwitzhüttenzeremonien dienen der Austreibung von Krankheiten und der spirituellen Reinigung, Sie sind sehr anstrengend und nicht ungefährlich

Solche spirituellen Schwitzrituale, die ohne wirklich professionelle Führung nicht ungefährlich sind, werden mittlerweile auch hierzulande angeboten. Im Schwarzwald beispielsweise organisieren selbsternannte Heiler entsprechende Wochenenden. Zu empfehlen ist die Teilnahme aber sicherlich nicht. Dennoch ist es natürlich überlegenswert, ob wir mit unserer eigenen Sauna nicht anders umgehen könnten, ob wir nicht selbst Zeremonien entwickeln könnten, die uns bei regelmäßigen Saunagängen eine Idee von höherer Macht und Spiritualität schenken könnten. Das liegt in unserer Hand. Doch die meisten Menschen sehen die Sauna nur unter dem Gesichtspunkt der Fitneß und versuchen, soviel »Schwitzleistung« wie möglich in kürzeste Zeit zu packen. Wer im-

Die Schwitzhütte in der Heimsauna

Auch in der heimischen Sauna können Sie Vorübungen zur meditativen Versenkung machen, etwa indem Sie versuchen, Ihren natürlichen Atemrhythmus zu finden.

- Legen Sie sich flach auf Ihr Handtuch, in Rückenlage. Die Füße stehen gerade auf dem Handtuch, im Abstand der Hüften, die Knie sind auseinandergespreizt. Auf der Innenseite der Schenkel sollte keine Spannung sein.
- Legen Sie Ihre Hände nach oben auf Ihre Rippen, etwas oberhalb der Taille.
- Versuchen Sie, die Bewegung dieser Rippen beim Atmen zu spüren, die Richtung, in der sie sich dehnen. Es kann sein, daß Sie am Anfang sehr wenig Bewegung wahrnehmen.
- Nehmen Sie nun auf jeder Seite am unteren Rand des Rippenbogens Ihre Haut in die Hand, und ziehen Sie diese nach oben.

  In dem Augenblick, da Sie durch die Nase einatmen, stellen Sie sich vor, daß Sie direkt in das Innere der Hautfalte hineinatmen und die Luft durch die Haut nach außen strömt.
- Halten Sie die Haut weiter fest, verstärken Sie die Einatmung nicht. Sie werden den Eindruck haben, daß mehr Luft herauskommt, als Sie eingeatmet haben. Atmen Sie so mehrmals in Ruhe.
- Lassen Sie nun Ihre Haut los. Es kann gut sein, daß Sie Ihre Atmung jetzt als ausgreifender und langsamer empfinden. Das Zwerchfell hebt und senkt sich bei jedem Atemzug, und seine Bewegung wirkt sich auf alle umgebenden Organe und Körperteile wie eine Massage aus. Der Geist beruhigt sich und läßt »Denkballast« fallen.

Weitere Atemübungen finden Sie auf Seite 89.

mer nur nach der Effektivität, dem Warum, Wie, Wann und Wie schnell fragt, erlangt zwar Wissen, aber niemals Weisheit und niemals das Vertrauen, der inneren Weisheit zu folgen.

Die Weisheit der Träume

Träume geben Hinweise auf unser inneres Leben, auf den Urgrund unseres Seins

Wir brauchen aufwendige Untersuchungen und Heerscharen von Forschern, um zu begreifen, was die Regenwaldbewohner seit jeher wissen: Unsere Träume können Aufschluß über unser Innenleben geben, über das, was uns bewegt, ohne daß wir es wissen, und uns auch eine spirituelle Ebene erschließen. Träume sind für die Regenwaldbewohner keine Spielereien der Seele, keine nächtlichen Hollywoodfilme, sondern ernstzunehmende Hinweise auf das eigene Leben. Sie werden als eine andere Wirklichkeit erlebt, die der wachen Wirklichkeit ebenbürtig ist. Der Wachzustand stellt die äußere Welt dar, der Traumzustand die innere beziehungsweise das innere Wesen der äußeren Welt. Hinter der dinglichen Welt gibt es noch eine unsichtbare Wirklichkeit. Dies ist der Urgrund allen Seins, der Ort, an dem Seele, Bewußtsein und Unterbewußtsein aktiv werden. Dieser Ort liegt in uns selbst.
Bei uns liest sich das dann so – etwa in einer Ausgabe der Fachzeitschrift »Psychologie heute« (10/98): »Die Wissenschaft kann Träume nicht länger als irrlichterndes, zufälliges Flackern von Nervenimpulsen definieren. Wie die Forschung der letzten Jahre zeigt, erfüllen Träume wichtige Lebensaufgaben: Sie stabilisieren unsere Identität, regulieren unsere Stimmung und helfen uns, Probleme zu lösen, Streß zu verarbeiten und Sinn zu finden. Kurz: Sie sind eine ›multifunktionale‹ Lebenshilfe.«

Das Traumbewußtsein – eine konkrete Hilfe im Alltag?

Weit verbreitet ist unter den Indianern der Glaube, die Seele oder der Geist des Menschen verlasse im Traum den Körper und reise in die Traumwelt. Aus dem Erträumten werden dann wichtige Hinweise, Botschaften und Symbole für das Verhalten im Alltag abgelesen. Die Hinweise aus den Träumen werden sehr ernst genom-

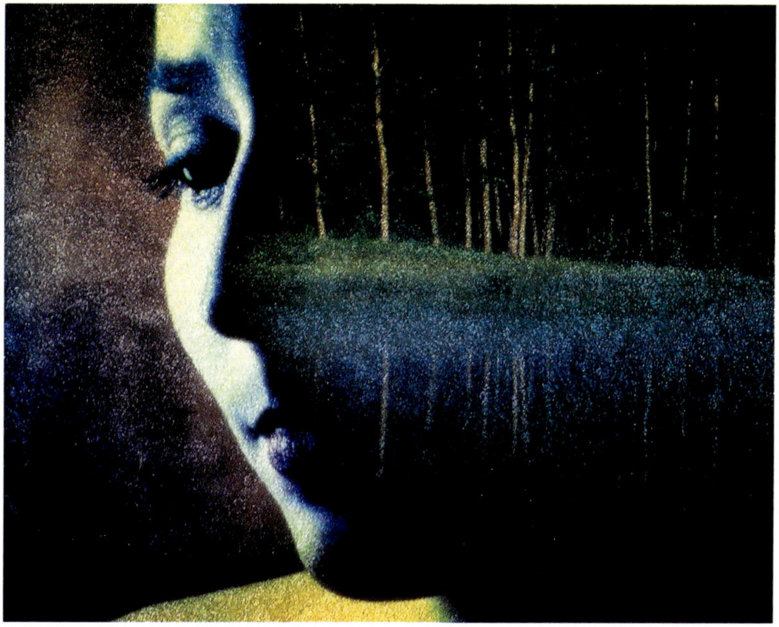

Träume sind Schlüssel zu Welten, von denen unser Bewußtsein nichts weiß

men. So werden auch drohende Gefährdungen abgewendet. Dazu noch einmal die moderne Wissenschaft: »Wie hilfreich Träume sein können, signalisiert eine bisher einzigartige englische Studie mit Herzkranken, von denen viele durch Träume vergeblich vor der drohenden Lebensgefahr gewarnt worden waren ... Die noch vor kurzem belächelte Idee, daß Träume prinzipiell ›prophetisch‹ sein können, gilt nun als wissenschaftlicher Befund. Das ›Traumbewußtsein‹, erkannte Traumexperte Michael Schredl nach der Analyse Tausender Träume, »kann die Zeitachse überblicken.«
Viele Traumsymbole deuten auf Krankheiten, auf Gesundheit, auf Freud und Leid, auf Glück und Tod hin. Ist ein Indianer krank, so wird er nach seinen Träumen befragt. Sie liefern wichtige Hinweise zur Diagnose, aber auch zur Heilung. Was Träume symbolisieren, entscheidet im Ernstfall ein Medizinmann oder ein Schamane. Die Lakandonen beispielsweise erzählen sich jeden Morgen ihre Träume der vergangenen Nacht. Die Deutungsweisen sind

sich bei allen indianischen Stämmen ziemlich ähnlich. Häufig werden auch magische Geräte benutzt, beispielsweise Ketten oder Ringe, die böse Träume abwenden sollen.

Den Träumen auf die Sprünge helfen

Um die Kraft dieser Visionen hervorzulocken, verwenden die Indianer seit alters auch Mittel und Techniken zur Bewußtseinserweiterung. Praktisch alle Pflanzen, die eine stimulierende oder wachmachende Eigenschaft besitzen, stammen bei näherem Hinsehen aus den Regenwäldern: Kaffee, Tee, Kakao, Kola, Koka und Guaraná.

Manche Stämme erzählen sich regelmäßig, was sie geträumt haben. Auch durch herbeigeführte Visionen und Trance versuchen sie, den Dingen auf den Grund zu gehen

Pflanzen mit bewußtseinserweiternder Wirkung werden Meisterpflanzen oder Pflanzenlehrer genannt. Sie gelten als Hilfsmittel, mit denen man seine Sinne für höhere Dimensionen oder andere Wirklichkeiten öffnen kann. Diese Pflanzen der Götter sollen durch ihre spirituelle Kraft auch bei der Heilung von Krankheiten helfen. Denn in der Welt jenseits der Wirklichkeit schlummern ihre tieferen Ursachen.

Einer der wichtigsten bewußtseinserweiternden Getränke ist Ayahuasca (siehe Seite 56). Er wird bei vielen Regenwaldstämmen für schamanische Heilrituale eingesetzt. Von ihnen kann man die Ursache einer Krankheit erfahren, das Rezept für ein Heilmittel erhalten und Hinweise für die Jagd bekommen. Wenn die Schamanen etwas über eine ihnen bisher unbekannte Pflanze erfahren wollen, geben sie sie einem Ayahuasca-Gebräu bei. Im Rausch erzählt ihnen die Pflanze beziehungsweise der Pflanzengeist von ihrer Heilwirkung und verrät, bei welchen Krankheiten und Menschen sie helfen kann.

Auch die Trance gilt als traditionelles Heilmittel. Sie ist durch verschiedene Hilfsmittel zu erreichen. Die Trance unterscheidet sich von der Traumwelt, denn bei ihr, so glaubt man, reist nicht die Seele aus dem Körper, sondern ein anderes Wesen – eine Gottheit, ein Geist, ein Dämon oder auch ein Vorfahre – zieht in den Körper ein und benutzt ihn für seine Zwecke. Auch auf diesem Wege werden Kontakte zu den Wesen der unsichtbaren Welt hergestellt.

Träume helfen, das Leben zu verändern

Oft ist der Wunsch, etwas anders zu machen, stärker als der Wille, in unserem Leben wirklich etwas zu verändern.

Um uns zu verändern, müssen wir bereit sein, Gewohntes loszulassen und Neues mit Interesse anzunehmen. Angst ist dabei unser größtes Hindernis. Sie kann uns davon abhalten zu sein, wer wir wirklich sind, oder Fähigkeiten auszuleben, die in uns schlummern. Angst hindert uns daran, unserem Körper und unserem Schicksal zu vertrauen.

Unser größtes Hindernis ist, daß wir Angst vor Veränderungen haben. Wir wollen anders sein, dafür aber nichts tun

Der Apache Peter Bearwalks Alvarez meint ganz treffend: »Wir benutzen unsere Angst, um zu bleiben, wo wir sind. Wir machen uns vor, daß die Hindernisse, die unsere Angst erschafft, real sind. Oder wir bilden uns ein, wir hätten keine Angst, weil wir an einem Gummiseil von einer Brücke springen oder Geschwindigkeitsbegrenzungen überschreiten. Wir wollen oft anders sein, aber wir wollen uns nicht verändern.«

Unsere Träume, unsere nächtlichen Wanderungen in unsere andere Welt, können uns Aufschluß darüber geben, wo im unseren Leben etwas anders werden soll. Deshalb ist es durchaus sinnvoll, sich – so wie Indianer es tun – intensiv mit ihnen zu befassen.

Das »Ich-Buch«

Legen Sie sich dafür ein »Ich-Buch« an, in dem Sie Ihre Träume notieren und aufschreiben, was Ihnen tagsüber passiert und durch den Kopf geht. Wenn Sie aufwachen, schreiben Sie noch im Bett hinein, was Sie geträumt haben. Wenn Sie auch nur irgend etwas anderes vorher tun, sind die Farben Ihrer Träume schon verblaßt, bis Sie mit dem Aufschreiben beginnen.

So funktioniert es besser:

- Legen Sie sich vor dem Zubettgehen Papier und Schreibzeug oder ein Diktiergerät zurecht.
- Nehmen Sie sich abends fest vor, Ihre Träume morgens aufzuschreiben. Aktivieren Sie nachts/morgens Ihre Erinnerung, und wiederholen Sie im Gedächtnis die Einzelheiten.
- Notieren Sie sich nach dem Aufwachen zumindest Stichworte.

- Vermeiden Sie es, Ihre Träume zu interpretieren, bevor Sie sie aufgeschrieben haben.
- Romantisieren Sie sie nicht, und versuchen Sie bei der Aufzeichnung des Geträumten auch nicht, besonders tiefsinnig oder theatralisch zu sein.
- Versuchen Sie nicht, den Traum im Laufe des Tages noch zu vervollständigen. Lassen Sie ihn einfach so, wie er Ihnen morgens einfiel.
- Wenn Sie sich nicht erinnern können, etwas geträumt zu haben, notieren Sie das auch.

Nach einer Weile werden Sie von selbst feststellen können, was sich in Ihren Träumen besonders niederschlägt und was Sie tagsüber besonders beschäftigt. Sie werden Ihre eigenen Wünsche, Sehnsüchte, Irrungen und Wirrungen erkennen. Möglicherweise werden Sie auch spüren, mit welchen Lügen Sie leben. Versuchen Sie sich vorzustellen, Ihre Träume seien Theaterstücke, die Ihnen zu Ehren aufgeführt werden. Welche Titel würden Sie auswählen? Denken Sie darüber nach, welche Botschaft der Autor oder der Regisseur Ihnen vermitteln wollte. Der Traum gibt seine Bedeutung nie von außen vor. Es ist niemand außer Ihnen selbst, der im Traum handelt, lebt, lernt, Sinn sucht ... und meist auch findet. Lassen Sie das Zwiegespräch zwischen Ihrem Traum-Ich und Ihrem Wach-Ich ruhig zu – aus wohlverstandener Sorge um Ihr Selbst, Ihren Körper und Ihre Seele. Nichts anderes tun auch die Indianer.

Reise zum innersten Ich

Für das Medizinrad – die Meditationsreise zum innersten Ich – hat jeder Stamm seine eigene, etwas unterschiedliche Interpretation

Für eine andere Form der Selbstbesinnung, die auch aus der Tradition der Indianer stammt, können Sie Ihr Ich-Buch auch verwenden: für die Meditationsreise mit dem Medizinrad. Auch damit können Sie Ihre zentralen Fragen und Antworten finden. Hier ist eine der bekanntesten Versionen ausgewählt, jeder Stamm hat jedoch seine eigene. Die Cherokee arbeiten zum Beispiel mit Büffel, Habicht, Reh und Bär.

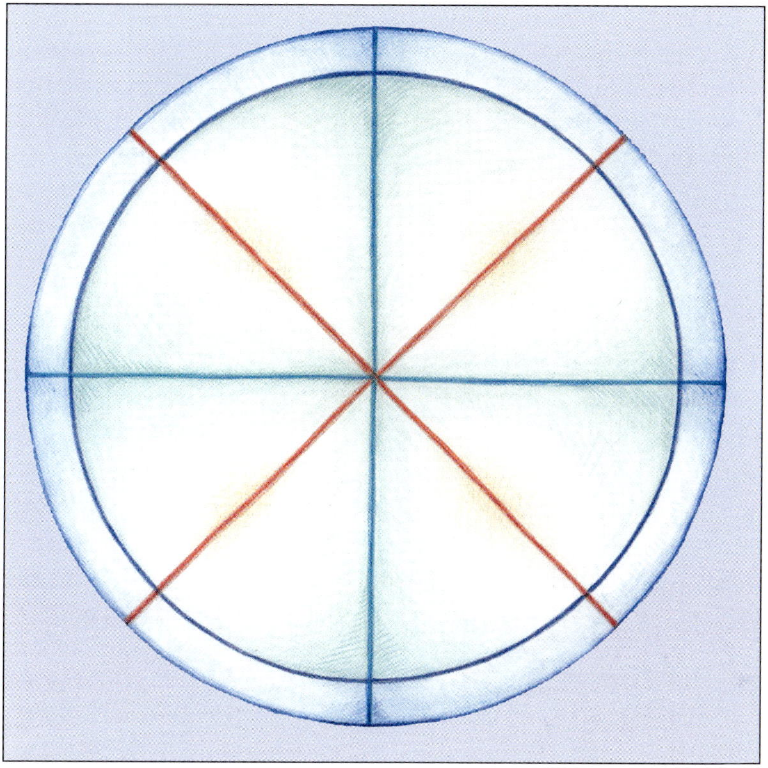

Dieses Beispiel eines Medizinrads stellt eine der bekanntesten Versionen dar. Jedoch hat jeder Stamm seine eigene. Bei den Cherokee wird z.B. mit Büffel, Habicht, Reh, Bär und anderen Formen gearbeitet

So zeichnen Sie das Medizinrad

Sie benötigen dazu einige Buntstifte und vielleicht noch einen Bleistift. Außerdem brauchen Sie absolute Ruhe, damit Sie auch wirklich zu sich finden können.

- Zeichnen Sie einen Kreis auf eine Seite Ihres Ich-Buches. Sie können mit den Farben spielen, so wie Ihnen zumute ist.
- Unterteilen Sie den Kreis in vier Viertelkreise, indem Sie durch seinen Mittelpunkt zwei Achsen laufen lassen – so wie bei der Aufteilung einer Torte in Stückchen. Die Linien sollen etwas über den Kreis hinausragen.
- Unterteilen Sie die Torte noch in weitere Stücke: Jedes Viertel wird mit einer neuen Linie zu zwei Achteln gemacht. Auch diese

Linien ragen etwas über den Ur-Kreis hinaus, so daß Sie – wenn Sie die äußeren Punkte verbinden – einen weiteren Kreis malen können. Die Linien, mit denen Sie die Tortenachtel geschaffen haben, sollten Sie rot malen, so daß sie aussehen wie Verbotslinien.

- Beschriften Sie Ihren Kreis: Am oberen Endpunkt ist – wie bei einem Kompaß – Norden, der rechte Endpunkt ist Osten, der untere Süden und der linke Westen.
  Zum Norden gehört der Begriff Erleuchtung, zum Osten Inspiration, zum Süden Schlichtheit und zum Westen Wiedererwachen.

Die Reise beginnt

Zuerst müssen wir den Vorhang des Alltags loswerden, der sich auf unsere Gedanken und den klaren Blick gelegt hat

Machen Sie sich auf den Weg: Beginnen Sie am Punkt der Erleuchtung, und reisen Sie zur Inspiration. Verharren Sie in der Mitte, und denken Sie darüber nach, was Sie bisher gelernt haben, was Sie sind und was Sie wollen. Was möchten Sie ändern? Wozu soll Sie der Ort der Inspiration anregen?

Die Spinne

Manche Indianer lassen sich auf diesem Pfad von der Spinne begleiten, einem weisen und kreativen Tier. Es entfernt den Vorhang von Gedanken, der den Blick auf den vor einem liegenden Pfad verschleiert. Wenn Sie Ihren Weg sehen, versuchen Sie, ganz ruhig zu werden und sich zu versenken. Sie sind im Osten angekommen.

Jetzt reisen Sie von Osten nach Süden. Für dieses Wegstück brauchen Sie viel Zeit. Denken Sie darüber nach, welchen Ballast Sie abwerfen können. Welche Dinge behindern Sie, welche sind Ihnen zu schwer, welche lenken Sie von sich selbst ab und von dem Weg, den Sie gehen wollen? Versuchen Sie die Dinge zu sehen, wie sie sind, und nicht wie Sie wollen, daß sie sind.

Die Schildkröte
Auf diesem Weg durch das Rad des Lebens werden Indianer begleitet von der Schildkröte. Sie hat eine andere Zeitdimension als wir, denn sie hat unendlich viel Zeit, sie sorgt mit ihrer Geduld und Langsamkeit dafür, daß wir uns von Ungeduld und Kontrollbedürfnis verabschieden können und Stille in uns einkehrt. Wir besinnen uns auf unsere Einfachheit, wir wollen nicht etwas anderes sein, als wir sind, und nicht den zweiten Schritt vor dem.ersten tun. Wir wollen einfach sein. Das gibt uns Stärke, denn nur wer klein sein kann, kann groß werden.

Die Schildkröte ist das Symbol für Bedächtigkeit und innere Einkehr. Sie hilft uns, Ballast abzuwerfen und uns in unserer wahren Dimension zu sehen

Nun geht es gen Westen. Das ist der Weg des Vertrauens und der Vorstellung. Denken Sie darüber nach, was für ein Mensch Sie waren und was für ein Mensch Sie werden wollen. Welche Eigenschaften möchten Sie ablegen, welche hinzugewinnen? Vertrauen Sie darauf, daß Sie es schaffen werden, wenn Sie alte Dinge loslassen. Was Sie weiterhin beschäftigt, das haben Sie noch nicht wirklich losgelassen. Angst vor Veränderung ist etwas völlig Normales. Doch Angst ist auch ein Hindernis auf neuen Pfaden. Vertrauen Sie sich selbst und der Richtigkeit Ihrer Gefühle.

Der Schmetterling
Auf dem Weg von Süden nach Westen lassen sich die Indianer vom Schmetterling begleiten, der mit Leichtigkeit und Schönheit vor ihnen herflattert und den Weg weist.
Doch der Schmetterling hat den gleichen Weg hinter sich wie Sie: Erst durch den Tod der Raupe wurde er geboren. Der Schmetterling zeigt uns, wer wir sein können, wenn wir loslassen. Manche Indianerstämme in Lateinamerika glauben, daß in den Schmetterlingen die Seelen ihrer Vorfahren wiedergeboren werden.

Der letzte Teil der Reise beginnt. Wie die Raupe können Sie nun Ihre alte Haut zurücklassen und zu neuem Leben erwachen. Sie haben neue Erkenntnisse gewonnen, die Ihnen nun weiterhelfen werden. Sie sind am Ende des Kreises angelangt.

Die Eidechse
Auf diesem Weg werden Indianer von der Eidechse begleitet, die ihre alte Haut abwerfen und hinter sich zurücklassen kann. Trotzdem ist ihr Wesenskern der alte geblieben.

Machen Sie diese Reisen durch den Lebenszyklus, wann immer Sie das Bedürfnis haben, über sich nachzudenken und Bilanz zu ziehen. Sie können Ihre Erkenntnisse, Wünsche, Sehnsüchte und Ziele in Ihrem Ich-Buch notieren, wenn Sie mögen. Sie können festhalten, was Sie besonders beschäftigt und Dinge auflisten, die Sie gerne loswerden möchten. Sie können sich jedem einzelnen Punkt widmen und mit ihm durch das Medizinrad reisen. Sie können an jedem beliebigen Punkt mit Ihrer Reise beginnen. Und Sie dürfen überall so lange verweilen, wie es Ihnen guttut. Nehmen Sie sich alle Zeit der Welt dafür.

Ruhe, Entspannung und Loslassen sind wichtig, damit wir zu neuen Erkenntnissen kommen

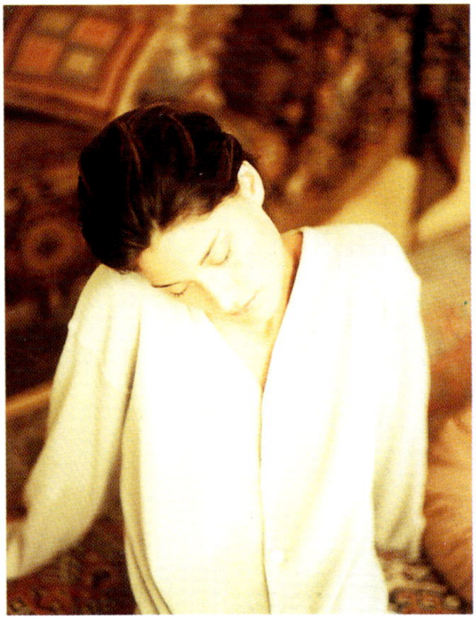

Wenn Sie zu unruhig sind, können Sie auch vorher versuchen, Ruhe zu finden – also Körper, Geist und Seele in Einklang zu bringen. Die meisten Menschen haben es nicht gelernt, sich zu entspannen. Sie meinen, immer alles im Griff, unter Kontrolle haben zu müssen. Sie reagieren mit heftiger Skepsis auf jede leise Art, sich mit sich selbst vertraut zu machen. Ganz wichtig ist für sie die Erfahrung, daß das Selbstschutzbedürfnis des Körpers und der Seele uns nie verläßt, uns stets beschützt. Auch wenn wir uns entspannen oder meditieren. Die Bilder und Phantasien, die in uns auftauchen, werden wir nur wahrnehmen, wenn wir das wollen und verkraften können. Unser Inneres weiß von ganz alleine, was gut und was schlecht für uns ist.

Die Kraft des Atmens

Die richtige Atmung steht bei der Selbstbesinnung am Anfang. Sie ist die Grundlage für eine harmonische und gesunde Beziehung zwischen Geist, Seele und Körper. Gewöhnlich atmen wir auf Sparflamme. Oberflächlich und unregelmäßig zu atmen ist ein wirksames Mittel, sich selbst zu beherrschen, keine Gefühle aufkommen zu lassen. Eine Atmung, die uns nicht genügend Sauerstoff zuführt, läßt alle Organe langsamer arbeiten und reduziert die Möglichkeiten der Sinnes- und Gefühlswahrnehmungen. Wir stellen uns damit praktisch tot.

Der Atem ist der Lebens- und Energiefluß, der uns von Kopf bis Fuß voll durchströmen soll. Doch behindern ihn oft innere Blockaden

Das bewußte Erleben des Atmens macht uns dem Leben gegenüber offener, gibt Elastizität und hilft, mit den Herausforderungen besser fertig zu werden. Es ist die Lebenskraft, die dem Körper seine Einheit verleiht, indem sie jedes Organ belebt. Die Bewußtwerdung des ganzen Organismus, in dem jedes einzelne Teil vom anderen abhängt, ist für die Harmonie und Gesundheit jedes einzelnen Teiles notwendig. Angst blockiert den freien Fluß dieser Lebensenergie. Diese Blockaden und Verpanzerungen sind die Ursache für viele Krankheiten und Probleme, die uns zu schaffen machen. Daß wir Angst vor Neuem haben, ist – wie gesagt – nur natürlich. Wenn Sie die toten Zonen Ihres Körpers und Ihrer Seele erst wieder zum Erwachen gebracht haben, wenn Sie die Vielfalt Ihrer Wünsche und den Reichtum Ihrer Möglichkeiten zu handeln und zu reagieren zumindest ahnen, werden Sie sich von kleinkarierten Sichtweisen und Ängsten befreien können; Sie werden die engen Grenzen erkennen, die wir uns selbst erschaffen, und – Sie werden über sich hinauswachsen!

Nehmen Sie sich Zeit, den subtilen und vielfältigen Botschaften aus Ihrem Innern zu lauschen und daraus Ihre eigenen Schlüsse zu ziehen: Sie sind Ihr Körper und Ihre Seele. Was sie Ihnen über Sie sagen, ist mehr als ein oberflächliches Gefühl, reicht tiefer als

Nur unsere Seele kann uns erzählen, wo unser Selbst steht. Es gibt nichts, wovor wir Angst haben, nichts wovor wir fliehen müssen

tausend Worte. Sich zu verwandeln heißt, sich nicht mehr zu verleugnen, sich nicht mehr zu verstecken. Es heißt, Sie selbst zu sein, mit allen Ihren Möglichkeiten. Es gibt nichts, wovor man fliehen müßte, nichts, was man abwehren müßte, nichts, dem man sich nicht stellen könnte.

Lernen Sie Ihren Atem kennen

Legen Sie sich in lockerer Kleidung mit viel Zeit und Ruhe auf eine warme Unterlage. Schließen Sie die Augen, versuchen Sie nun, auf Ihren Atem zu achten. Verfolgen Sie seinen Weg durch Ihren Körper. Wo spüren Sie den Atem im Körper?

Lassen Sie den Atem immer tiefer in Ihren Körper hineinsinken.

Legen Sie eine Handfläche auf den untersten Teil Ihres Körpers, wo Sie den Atem noch spüren können. Lassen Sie sie dort ruhen, bis Sie das Anheben und Absinken des Atems noch in der Bauchdecke spüren.

Wenn Ihnen Bilder im Kopf herumspucken, halten Sie sie im Gedächtnis, und erinnern Sie sich später daran, aber beschäftigen Sie sich jetzt nicht damit. Sie können sie später in Ihr Ich-Buch eintragen.

Entspannen Sie den Mund, lassen Sie ihn ruhig offen. Durch die Nase ein- und durch den Mund ausatmen. Am Endes des Ausatmens eine Pause machen. Die Dauer der Pause ist wichtig. Verkürzt man sie willkürlich, fühlt man sich gehetzt oder unter Druck gesetzt. Die Pause kann ruhig lang sein. Der Körper holt sich automatisch Sauerstoff, sobald er ihn dringend braucht. Die Pausen sollten aber auch nicht willkürlich erzwungen werden. Sie sollen kommen und gehen, wie der Organismus es möchte. Diese Atemübung können Sie so lange fortführen, wie es Ihnen guttut.

Ihre innere Sonne: Bleiben Sie mit geschlossenen Augen liegen. Ruhig und tief atmen. Konzentrieren Sie sich ganz intensiv auf sich selbst. Und nun stellen Sie sich vor, daß tief unten in Ihrem Bauch eine kleine Sonne scheint.

Lassen Sie sie leuchten, und wärmen Sie sich an ihr. Spüren Sie ihre Wärme.

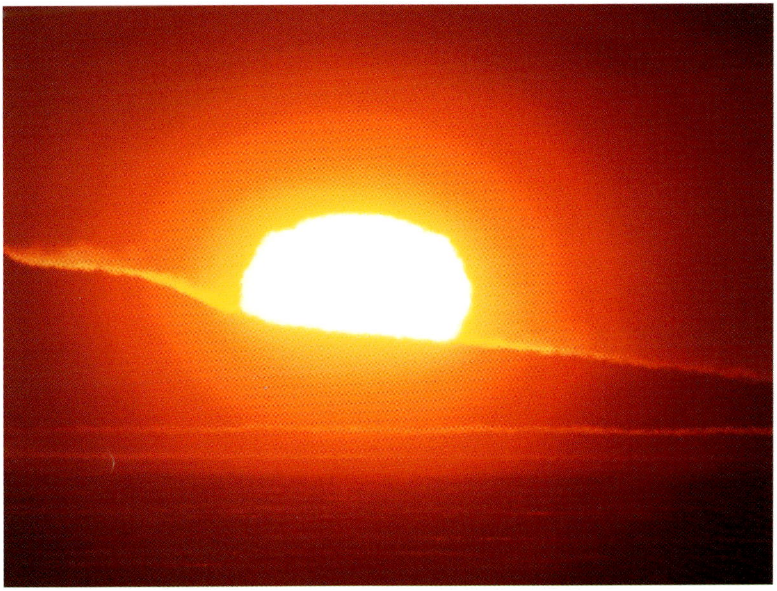

Stellen Sie sich vor, Sie atmen in diese kleine Sonne hinein. Mit jedem Atemzug wird sie etwas wärmer und heller. Dieses warme Licht strahlt aus Ihrer Mitte heraus und strömt in alle Teile des Körpers, so daß jede Stelle Ihres Körpers von innen hell erleuchtet ist und warm wird.

Lassen Sie das Licht in stetem Strom aus Ihrem Körper heraustreten. Was fühlen Sie dabei? Der Strom kann jede von Ihnen gewünschte Eigenschaft annehmen. Lassen Sie ihn innerhalb oder außerhalb Ihres Körpers in jede Richtung fließen. Möchten Sie, daß diese Wärme, dieses Licht, Ihre ureigenste Energie, jetzt schnell und konzentriert fließt oder langsamer und breiter durch Sie strömt?

Können Sie sich mit diesem Energiestrom bewegen und dabei spüren, wie die Energie Sie durchfließt und Sie mit ihr?

Wenn Sie genug gewärmt sind, lassen Sie die kleine Sonne in Ihrem Bauch langsam untergehen. Setzen Sie sich allmählich auf, und spüren Sie Ihre Energie.

Die innere Sonne wird von Ihrem Atem gespeist, sie gibt Ihnen innere Wärme und Selbstvertrauen

Die Ausdehnung des Bewußtseins

Sitzen Sie ruhig, und richten Sie Ihre Konzentration ganz auf die Ein- und Ausatmung durch die Nase. Lassen Sie Ihr Bewußtsein den ganzen Kopf ausfüllen, als würden Sie in den Kopf hineinatmen. Dann lassen Sie Ihr Bewußtsein sich ausdehnen, bis es den Raum ausfüllt, in dem Sie sich befinden.

Sie können sich zusätzlich vorstellen, daß Sie durch die Augen ein- und ausatmen. Mit jedem Einatmen nehmen Sie die Welt in sich auf, und mit jedem Ausatmen lassen Sie Ihre Gegenwart und Ihre Energie nach außen strömen, so daß eine Harmonie zwischen Aufnehmen und Abgeben entsteht. Öffnen Sie dann die Augen, blicken Sie aber auf nichts Bestimmtes, atmen Sie nur ruhig weiter durch die Augen!

Wenn Sie davon genug haben, können Sie sich in Ruhe mit dem Rad des Lebens und den universellen Zyklen beschäftigen, ohne daß Sie vom Alltagsballast gestört werden. Sie werden die Kraft und Ruhe spüren, die wir mit den Indianern und ihren Traditionen verbinden.

Anhang

Adressen

Arbeitsgemeinschaft Etnomedizin, AGEM
Von-der-Tann-Str. 3–5
82346 Andechs

Pro Regenwald
Froschhammerstr. 14
80807 München

Alraun-Kräuterversand
Postfach 1322
65503 Idstein

Kräuterzauber
Auf dem Berg
27367 Horstedt

Weitere Adressen wie angegeben aus dem Buch:
»Tees zum Wohlfühlen«
Sylvia Schneider, Mosaik Verlag
München 1998

Bezugsquellen

CoD-Immuntee – Tee der Schamanen zu bestellen täglich von 7.30 Uhr (Sonntag ab 9.00 Uhr) bis 20 Uhr unter folgenden Rufnummern:
- aus Deutschland, Italien, Schweiz: 00 43/52 85/600 22
- aus Österreich: 052 85/600 22
- aus München (von 8.30 bis 17.30 Uhr): 089/66 99 13
- aus Ungarn Fax-Nummer: 00 43/17 13 56 57

CoD-Regenwaldpflanzen Forschungs- und Vertriebs GmbH
Traungasse 12/5 St, A-1030 Wien

Fachliche Detailinformationen zum CoD-Regenwaldtee nach Dr. David:
- aus Österreich (Montag bis Freitag von 9.00 bis 13.00 Uhr): Tel. 05/829 90 52
- aus Deutschland Tel. 01 90/89 00 88

Weitere Infos (und Pflanzen):
- Internationales Institut zur Immunstabilisierung und Information
  Candidplatz 9, D-811543 München
- Indianisches Lebenselixier
  über: Indian Wisdom Foundation
  Kerstin Zöller-Penzoldt
  Bodenseestr. 19
  D-88682 Salem-Mimmenhausen
- Anguraté-Magentee aus Peru
  über: Alistan, Am Bühl 16–18
  D-86926 Greifenberg/Ammersee

Essiac-Bezugsquellen
- Magic Colors
  Westendstr. 12
  D-34303 Niedenstein
  Tel. 056 24/92 53 89
  Fax 056 24/92 53 95
- Hilbich Meß & Regeltechnik
  Hoschelter Str. 10
  D-52152 Simmerath-Lammersdorf
  Tel. 024 73/62 18
  Fax 024 73/683 60
- Vitasol AG
  Postfach 400, D-60545 Frankfurt/M.
  Tel. 01 80/367 13 41
  Fax 01 80/367 13 40
- Hygiene Klein
  Holderbuschweg 45
  D-74193 Schwaigern-Massenbach
  Tel. 071 38/83 60
  Fax 071 38/13 29
- Löffinger Heilkräuterstüble,
  Peter Spiegel
  Am Maienländer Tor
  D-79843 Löffingen
  Tel. 076 54/16 60
  Fax 076 54/86 10

Schweiz
- Chrüter-Drogerie Egger
  Unterstadt 28
  CH-8200 Schaffhausen
  Tel. 052/624 50 30
  Fax 052/624 64 57
- Schwerzmann Diät- und Gesundheitsprodukte
  Postfach 539, CH-3800 Interlaken
  Tel./Fax 033/822 77 28
- Naturkraftwerke,
  Zurlindenstr. 47, CH-8003 Zürich
  Tel./Fax 01/46 116 69
- Vitasol AG
  Drusbergstr. 112, CH-8053 Zürich
  Tel. 01/386 44 88
  Fax 01/386 44 89

Literatur

Heilung aus dem Regenwald
Mark J. Plotkin
Knaur München 1997

Die Medizin des Regenwaldes
Rosita Arvigo/Michael Balick
Windpferd Verlag Aitrang 1994

Medizin aus dem Regenwald
Christian Rätsch
Natura Med/ Hampp Verlag
Stuttgart 1997

Indianische Heilkräuter
Christian Rätsch
Diederichs Gelbe Reihe
München 1996

Räucherstoffe – Der Atem des Drachen
Christian Rätsch
AT Verlag Aarau 1996

Drogen, Kräuter und Kulturen
Pflanzen und die Geschichte des Menschen
Michael Balick/ Paul Alan Cox
Spektrum Akademischer Verlag
Heidelberg 1997

Geheimnisse indianischen Heilens
Peter Bearwalks Alvaraz
vgs Köln 1998

Essiac
Das geheimnisvolle Elixier
Cynthia B. Olsen
Windpferd Verlag Aitrang 1997

Natürlich gesunde Kraft aus Ur-Getreide
Marion Zerbst
Trias Stuttgart 1998

Mit Guarana natürlich fit
Marc Meintrup
vgs Köln 1998

Register

Register

Die Autorin:
Sylvia Schneider ist eine bekannte Medizinjournalistin. Sie schreibt für verschiedene Magazine und ist Autorin erfolgreicher Ratgeber.
Im Mosaik-Verlag ist ihr Titel »Tees zum Wohlfühlen« erschienen.

Bildnachweis:
Bilderberg/Grames: 3 o., 10
Das Fotoarchiv/Meyer: 2, 16
M. Greune: 85
C. Hansmann: 7, 13
E. Jansen: 19, 21
Lavendelfoto/Spohn: 63
Mosaik: 35; -/Bonisolli: 51; -/Böttcher: 3 u., 5, 64, 67, 72;
-/Brauner: 24, 25, 39, 42; -/Goldmann: 69; -/Ziegler: 75, 88
Reinhard Tierfoto: 27, 32, 34, 37, 45, 52
T. Stone/Balaguer: 57; -/Raymond: 81; -/Westeskov: 91
H. Uber: 28

Redaktion: Ulrich Ehrlenspiel
Bildakquisition: Elisabeth Franz
Umschlaggestaltung: Design Team München
Umschlagfoto: Mosaik/W. D. Böttcher

in der Verlagsgruppe Bertelsmann GmbH / 5 4 3 2 1
Satz: Buch-Werkstatt GmbH, Bad Aibling
Druck: Alcione, Trento
Bindung: Ecoprint, Lavis-Trento
Printed in Italy
ISBN 3-576-11239-1